CHOUCHOUTEZ VOTRE INTESTIN

Dépôt légal : février 2016
ISBN : 978-2-8153-0799-4
N° d'éditeur : 46251 (R16023)

www.rustica.fr

Christian BRUN

CHOUCHOUTEZ VOTRE INTESTIN

Enfin tous les conseils pratiques au quotidien
pour un ventre heureux !

Rustica éditions

« Écrire, c'est une façon de parler sans être interrompu. »
Jules Renard (1864-1910)

À mes authentiques amis,
qui se reconnaîtront,
merci pour votre amitié
et surtout pour votre présence de cœur.
À toutes les femmes que j'ai aimées,
merci pour ces moments inoubliables,
ils restent gravés dans mon cœur.
Et à Toi

AVERTISSEMENT

L'auteur précise expressément que cet ouvrage ne saurait en aucun cas se substituer à une consultation ou à une prescription médicale lorsque cela s'avère indispensable.

Il engage vivement médecins et naturopathes à une collaboration étroite qui ne peut qu'être profitable et bénéfique pour le public et pour la recherche.

L'auteur précise également que cet ouvrage n'a d'autre ambition que d'aider les lecteurs à se retrouver dans le dédale des informations médiatisées concernant les problèmes de santé/vitalité en général et de la stratégie naturopathique en particulier.

Il ne pourra être tenu pour responsable de la mauvaise interprétation de ses écrits, d'une automédication qui n'est nullement conseillée ou d'une mauvaise application des conseils naturopathiques effectués sans bilan de vitalité naturopathique préalable.

Selon la législation française, le droit au diagnostic ainsi que la notion de traitement de pathologies étant attribués essentiellement au titulaire d'un doctorat en médecine, les conseils et compléments alimentaires cités dans cet ouvrage s'inscriront éventuellement en compléments de techniques et médications allopathiques ou homéopathiques prescrites par le médecin.

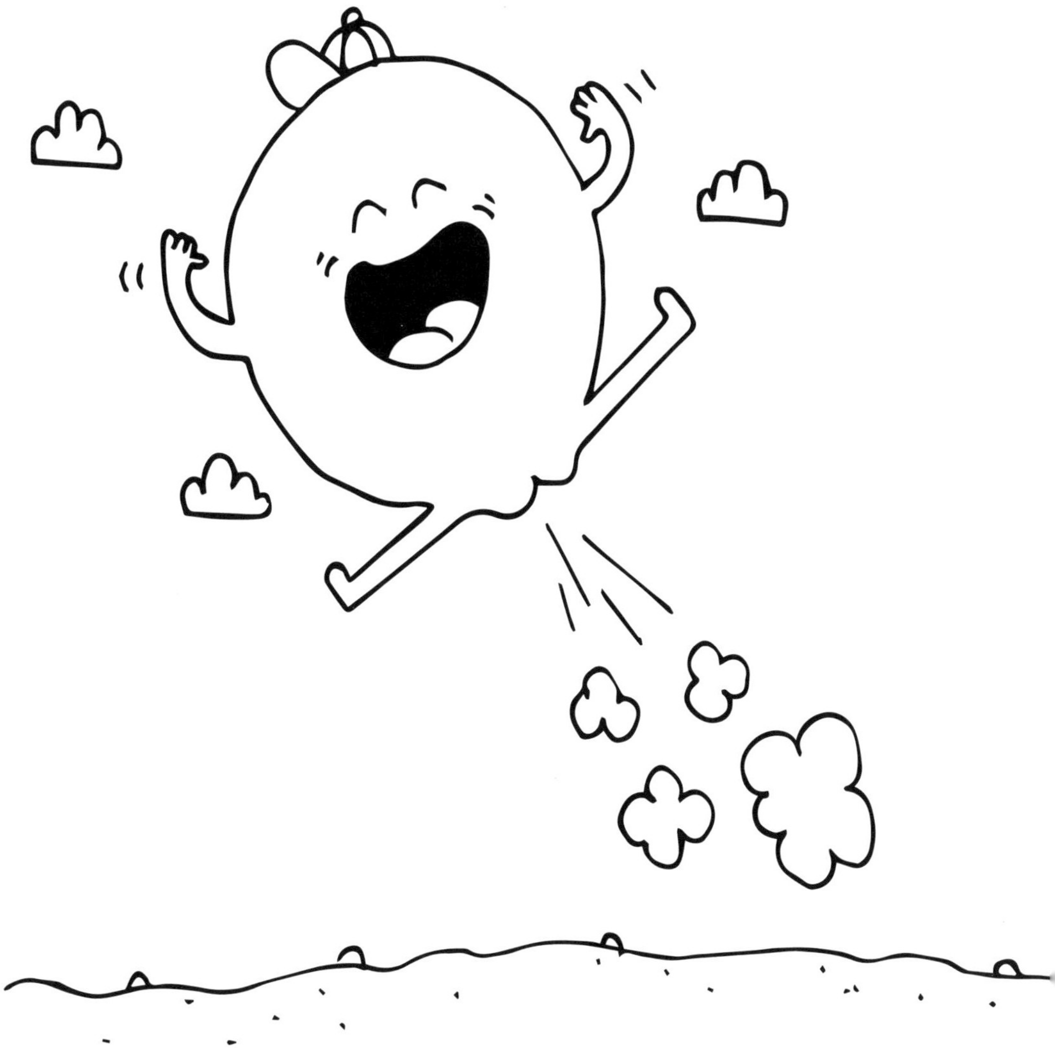

SOMMAIRE

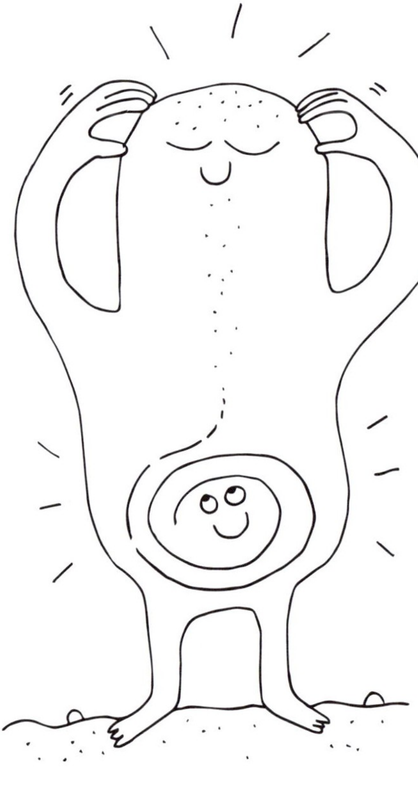

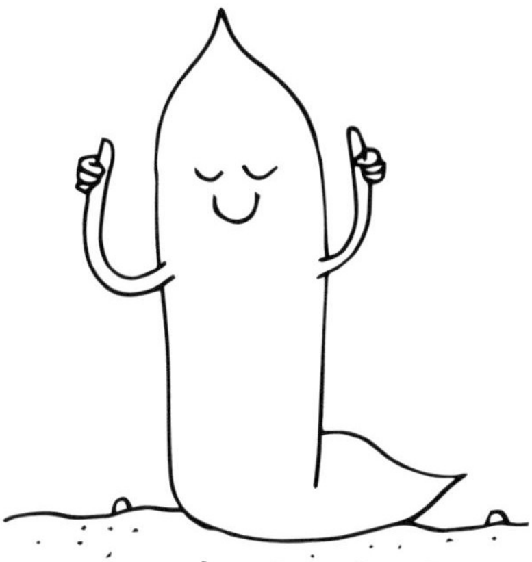

AVANT-PROPOS

Tous les propos de ce livre sont guidés essentiellement par la logique et le bon sens, comme le faisaient si souvent les anciens qui ne se préoccupaient pas de démonstration scientifique, mais constataient si cela « marchait » ou non. Certes, il convient d'essayer d'éclairer à la lumière des données actuelles en notre possession ce que les « vieux » pratiquaient empiriquement.

La simplicité du langage ou des explications est souvent mal vécue ou mal vue dans notre société. Certains s'évertuent à enrober le savoir dans un langage pseudoscientifique inaccessible pour le public afin d'asseoir un pseudo-pouvoir qui réconforte et rassure aussi bien le thérapeute que le patient. Cependant, ils perdent de vue cette notion fondamentale : l'éducation prime toujours sur la répression des symptômes tant physique que psychologique, voire écologique et relationnelle, mais aussi religieux et politique.

En toutes circonstances, on ne peut envisager de critiquer une chose (système, organisation...), quelle qu'elle soit, dans notre vie ou dans l'environnement dans lequel nous vivons, qu'à partir du moment où on l'a parfaitement bien comprise, c'est-à-dire dès l'instant où l'on a parfaitement intégré les règles et les principes qui l'engendrent. Mais cela ne signifie pas pour autant qu'il faille se soumettre.

Restons vigilants et n'oublions jamais que ce que l'on ne comprend pas actuellement avec nos références scientifiques a peut-être été compris antérieurement (peut-être avons-nous perdu quelques possibilités intellectuelles ou de ressentis ?). Ou peut-être n'avons-nous pas encore un cerveau et des connaissances suffisantes pour accéder à certaines vérités ?

Pourquoi les personnes férues de « médecines douces » n'arboreraient-elles pas un sourire et un regard de joie, d'amour et de partage ? Pourquoi faut-il qu'elles soient sérieuses, tristes et, comme j'aime à le répéter à mes étudiants en naturopathie, « vertes, grises et chiantes » ? La naturopathie, du moins celle que je conçois, n'a rien à voir avec cette façade de gourou ou de pseudo-sérénité ou encore de zen !

Il suffit de regarder le visage heureux, joyeux et pétillant du dalaï-lama pour comprendre tout de suite où se trouve la VIE. C'est pourquoi j'utilise un ton humoristique empli de dérision dans quelques passages de cet ouvrage.

Il faut être imaginatif et simple dans les repas, dans les relations quotidiennes et dans... l'AMOUR !

L'approche naturopathique que je propose ici ne doit être ni triste, ni asociale ni sectaire ! C'est ce côté que la presse, les pouvoirs publics et certains médecins allopathes – soucieux de garder leur pouvoir d'hommes en blouse blanche et incapables de se remettre un tant soit peu en cause intellectuellement – mettent en avant pour dénigrer la naturopathie et les autres branches des médecines non conventionnelles.

Attention aux suppressions et « interdictions » qui quelquefois causent un mal plus important que le mal originel... par la frustration engendrée ! La naturopathie n'est heureusement pas l'art de tout retirer.

« Vous ne pouvez pas trouver la paix en évitant la vie. »

Virginia Woolf (1882-1941)

Mieux manger avec plaisir et intelligence, mais sans frustration

- Il est d'une évidence flagrante aujourd'hui que prévenir est beaucoup plus efficace que guérir.
- Nombreuses sont les études qui démontrent que l'alimentation joue un rôle essentiel pour la santé.
- Une alimentation de qualité est capable de prévenir et, dans une certaine mesure, de participer à la guérison de ces maladies qui sont au premier rang des causes de mortalité en Occident : maladies cardiovasculaires, hypertension artérielle, obésité, diabète, cancer... Aussi, une alimentation de mauvaise qualité ou déséquilibrée, contribue certainement à l'éclosion de ces mêmes maladies.
- Il faut se souvenir d'une chose fondamentale : l'être humain est un tout indivisible ; sa santé ne dépend pas uniquement de ce qu'il mange, mais aussi de sa façon de respirer, de se dépenser physiquement, d'activer ses émonctoires et surtout de penser ! En effet, nous savons que lorsque nous ingérons un aliment, nous faisons bien plus que nous approprier des glucides, protides, lipides, vitamines. En réalité, nous mangeons des symboles, car tous les aliments ont une charge affective personnelle. Dès notre petite enfance, la découverte des aliments et des différents goûts passe par une relation affective avec nos proches. Si nous prenons le cas d'un bébé, lorsqu'on lui donne un repas, même si la préparation est soignée, parfaite, le plus important pour lui est quand même tout ce qui se passe autour de lui et du repas. Le contenu du repas fait simplement partie de l'environnement. Il peut être mémorisé de façon inconsciente, mais il est définitivement associé dans notre cerveau à la relation affective qui l'a accompagné. Cela veut dire clairement que, des années plus tard, un aliment est capable à lui seul de faire émerger une émotion qui lui a été associée !
- Chacun de nous réagit à un interdit alimentaire par une frustration dont l'intensité est proportionnelle à l'importance de la charge affective de cet aliment. Le professionnel de santé a qualifié l'aliment interdit de malsain, dangereux pour notre santé, notre inconscient a attribué ces qualificatifs à tout ce qui est attaché symboliquement dans notre cerveau affectif à cet aliment.

- Paradoxalement donc, interdire un aliment malsain, si l'on n'a pas géré la frustration que cet interdit engendre, peut-être plus mauvais pour la santé en général que de le consommer de temps en temps.
- Manger occasionnellement un aliment qui n'est pas « diététiquement correct » mais qui est important pour nous, c'est donc respecter l'homme total que nous sommes, avec nos racines et notre culture.
- Il faut toujours chercher à mieux manger certes, mais il faut le faire avec l'intelligence du mental et celle du cœur.

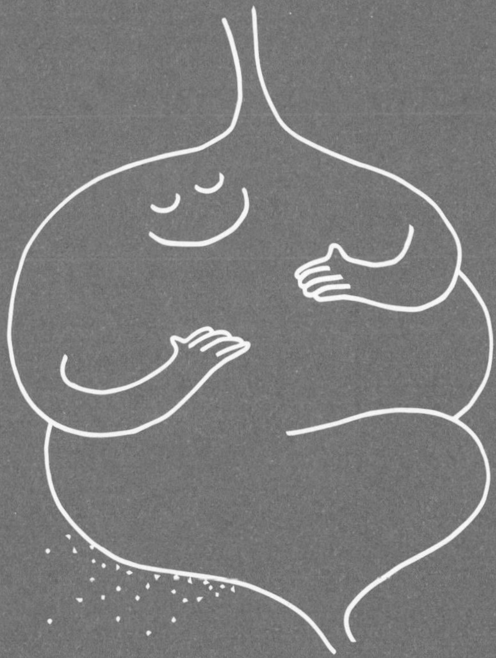

INTRODUCTION

Comme nous le savons tous désormais, les causes de nos différentes pathologies et désordres organiques sont généralement multifactorielles. L'hygiène intestinale est donc l'un des moyens naturels utilisés en naturopathie pour aider l'organisme à se rééquilibrer et à se réharmoniser.

Nombreuses sont les études scientifiques qui démontrent de manière incontestable que notre intestin, ou devrais-je dire nos intestins, est la base de notre capital santé et de son équilibre permanent. C'est dire combien nos intestins sont les nobles artisans de notre santé/vitalité.

Nous savons que notre intestin dans sa totalité n'est pas un organe anodin qui ne sert qu'à l'élimination de nos différents déchets alimentaires et/ou cellulaires, mais qu'il est hautement responsable d'un grand nombre de pathologies communes.

L'objet de cet ouvrage est d'expliquer concrètement et de manière ludique ce qu'est cet organe dont on parle de plus en plus et dont les chercheurs démontrent régulièrement les différentes fonctions. Certaines d'entre elles semblent avoir été découvertes récemment, alors que, dès 1999, le Pr Michaël D. Gershon a mis en évidence la présence de sérotonine, neurotransmetteur du plaisir et de la motivation, nommée aussi hormone du bonheur, dans nos intestins et que ceux-ci synthétisent. Et pourtant, pendant de nombreuses années, cet organe a été considéré comme un émonctoire uniquement destiné à l'évacuation de nos différents déchets.

Ne lit-on pas actuellement, dans plusieurs revues scientifiques et/ou profanes destinées au grand public, que l'intestin est notre deuxième cerveau ? La relation intime entre « nos tripes » et notre psychisme a donc été prouvée. Dans la symbolique chinoise, la « pense » (le haut – la psyché) commande la « panse » (le bas – l'organique). D'une personne qui réfléchit intensément, dans le langage populaire on dit qu'elle a des lumières qui s'allument au niveau cérébral. N'est-ce pas à rapprocher de la façon dont on appelle l'espace existant dans nos intestins, dans ce labyrinthe : la lumière intestinale ?

Peut-on, par des moyens naturels et simples à la portée de tous, par de bonnes pratiques quotidiennes et des conseils de bon sens, rééquilibrer cet organe primordial pour notre santé/vitalité sans avoir recours systématiquement à une médication allopathique antisymptomatique ?

Ces différents moyens concernent notre hygiène de vie sous tous ses aspects, depuis l'alimentation à la préparation des repas, en passant par la cuisson, mais aussi l'état de conscience de nos actes quotidiens.

Alors, pourquoi un nouvel ouvrage sur ce sujet maintes et maintes fois traité ? Ce que je cherche à décrire ici, c'est la position particulière des praticiens de santé naturopathes concernant cet organe considéré, il y a quelques années encore, comme tabou. Même de nos jours, soient disant libéraux, il y a toujours une gêne quand nous posons la question du nombre de matières fécales journalières, leur consistance, leur couleur, leur odeur...

Si nous comparons notre organisme à une automobile, là aussi il y a le carburant, le carburateur et le pot d'échappement. Ne s'inquiète-t-on pas de la couleur de la fumée qui s'échappe du pot d'échappement de notre voiture ? Et qu'en est-il de notre véhicule que l'on nomme corps ? Prenons-nous plus soin de notre voiture que de notre organisme ? Je le vois en consultation régulièrement : les clients demandent au garagiste d'entretenir leur voiture, d'y mettre de l'huile multigraphite spéciale, etc. Mais quand on leur recommande, pour leur santé physique et psychique, de consommer des huiles de première pression à froid, vierges et issues de l'agriculture biologique, ils paraissent étonnés et surpris et demandent quelquefois si cela est remboursé par l'Assurance maladie ! Aucune requête pour l'huile de leur voiture, qui bien sûr n'est pas remboursée par la Sécurité sociale ! Et pourtant, les gens sont prêts à débourser beaucoup d'argent pour leur véhicule qu'un de mes professeurs de psychologie appelait « l'utérus à roulettes », en référence à l'importance prise par l'automobile dans la vie de nos concitoyens, au point d'en oublier leur propre santé/vitalité.

Le but de cet ouvrage est donc également de rappeler certaines priorités de notre vie quotidienne : la santé ne s'achète pas en bouteilles ni à coups de médicaments miracles, mais s'acquiert petit à petit par une hygiène de vie.

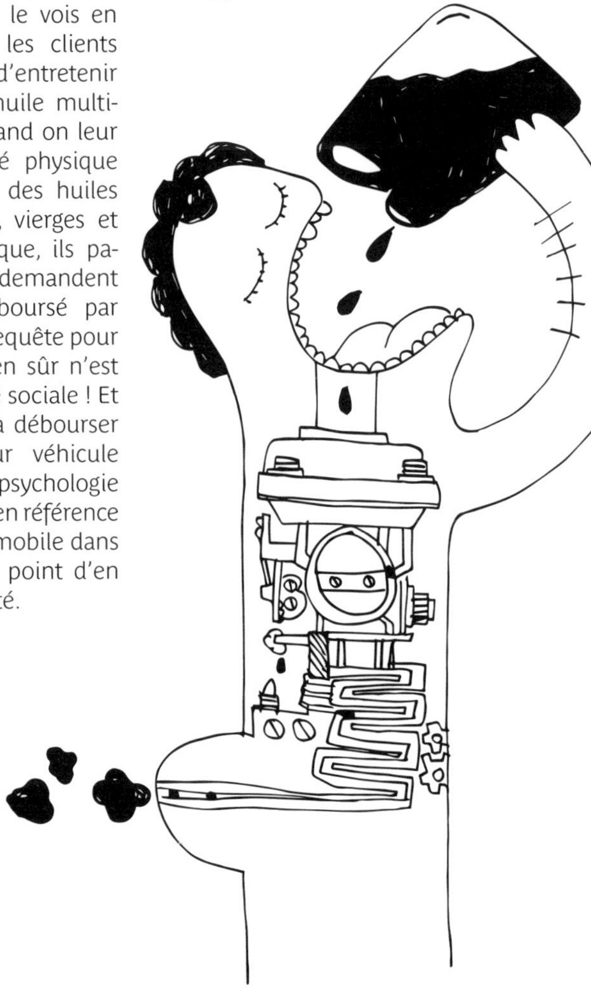

L'INTESTIN EN QUESTION

COMMENT ÇA MARCHE ?

Le système digestif

Notre système digestif est un long tube allant de la bouche à l'anus, composé de glandes digestives associées telles que les glandes salivaires, le foie et la vésicule biliaire, ainsi que le pancréas.

Ce tube reçoit les aliments que notre cerveau pensant a décidé de placer dans notre bouche.

La digestion consiste à transformer ces aliments bruts en éléments plus simples tels que les acides aminés, les acides gras, le glucose, etc., absorbables et assimilables.

Absorbables : l'absorption est un phénomène qui s'effectue au niveau des villosités intestinales (paroi de l'intestin). Les éléments issus de la digestion sont absorbés puis véhiculés par voie sanguine et/ou lymphatique vers le foie, qui les utilise à des fins personnelles, ou les stocke, ou encore les distribue dans tout notre organisme en fonction des demandes.

Assimilables : l'assimilation est un phénomène qui s'effectue cette fois-ci au niveau cellulaire. Les nutriments issus de la digestion sont absorbés puis véhiculés jusqu'à nos milliards de cellules qui les assimilent ensuite. Cette assimilation cellulaire permet à nos cellules soit de fabriquer l'énergie indispensable à leur bon fonctionnement, soit de synthétiser des éléments organiques nobles tels que les neurotransmetteurs, les hormones, les enzymes, les immunoglobulines, etc.

Les deux notions présentées dans l'encadré sont fondamentales pour bien comprendre la finalité de la digestion et la fonction essentielle de nos intestins.

L'ingestion des aliments et le début de leur « voyage viscéral »

Commençons d'abord par la mastication consciente et volontaire qui permet d'informer notre cerveau de l'ingestion d'aliments. Cette première phase importante consiste à envoyer à tous nos organes digestifs, *via* notre système neurovégétatif, l'ordre de fabrication des enzymes nécessaires pour briser et transformer les grosses molécules en éléments plus simples, absorbables et assimilables.

La mastication facilite la réduction de nos aliments ingérés en petits morceaux et permet de les imprégner de salive contenant des enzymes digestives, mais aussi un autre élément : le lysozyme, dont l'action est de détruire les microbes introduits avec nos aliments.

LE CONSEIL DU NATUROPATHE

Une mastication correcte permet à nos papilles gustatives de ressentir la satiété et développe la notion de plaisir. Laissons donc suffisamment en bouche nos aliments avant de les avaler.

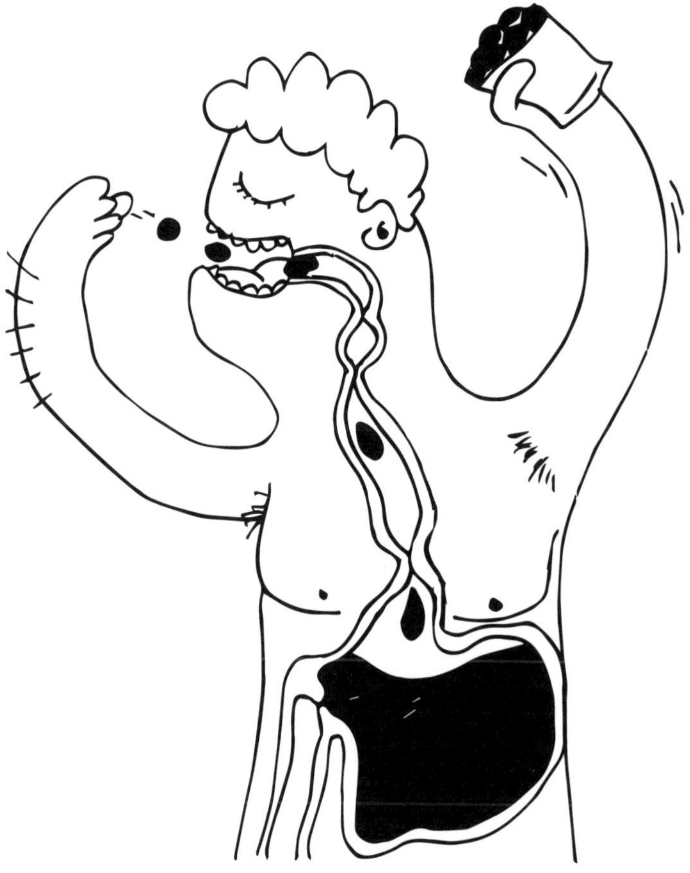

Le début du « voyage viscéral »

Une fois mastiqués, les aliments quittent la cavité buccale plus ou moins réduits et transformés pour certains (les amidons), et rejoignent l'estomac *via* l'œsophage (un tube d'environ 25 cm) dans lequel aucune action chimique ne se produit.

Dans l'estomac ont lieu des mouvements de brassage des aliments et une action enzymatique sur les protides grâce au suc gastrique composé d'acide chlorhydrique (HCl) et de pepsine. Ce suc gastrique permet la transformation des protéines animales (viandes, poissons, fromages, œufs…) et/ou végétales (algues, champignons, céréales, légumineuses…) en éléments plus réduits et plus simples : les polypeptides (dipeptides et tripeptides).

Faisant suite à l'estomac, le duodénum va accueillir le chyme stomacal et continuer les digestions préalables. C'est à ce niveau que sont déversés les différents sucs digestifs pancréatiques ainsi que la bile stockée dans la vésicule biliaire et issue du foie.

Et le foie dans tout ça ?

Le foie filtre environ 2 400 litres de sang par 24 heures, sang provenant de l'artère hépatique issue elle-même de l'aorte venant du ventricule gauche du cœur et de la veine porte issue de l'intestin grêle.

On peut certifier que tous les éléments contenus dans notre intestin vont dans notre foie. Lorsque nous consommons des aliments biologiques et spécifiques, c'est-à-dire conformes à notre physiologie, le foie reçoit ces aliments biologi-ques et spécifiques. Il en est de même de l'alcool, du chocolat et des médicaments.

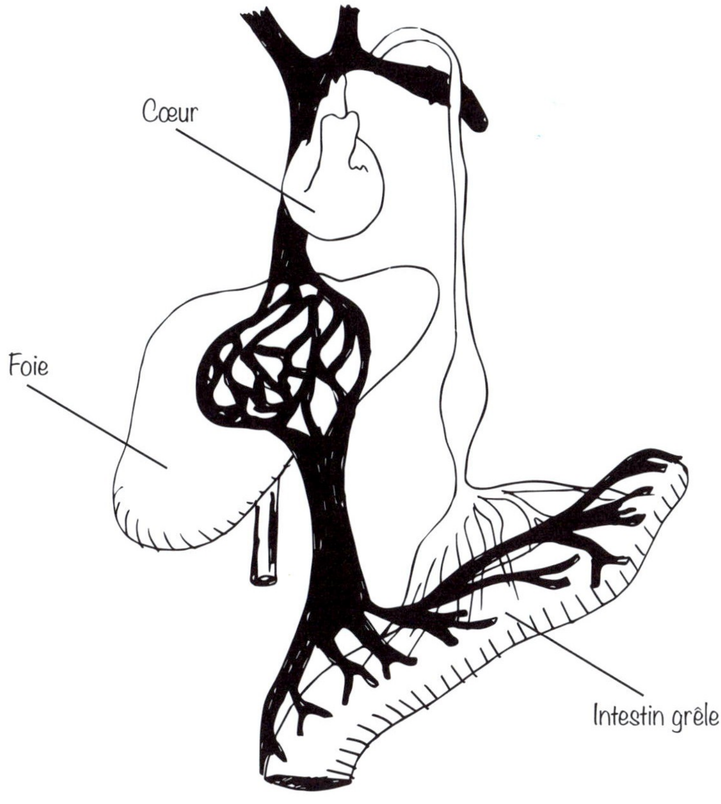

Le foie : un rôle précieux.

Le rôle du foie à ce niveau intestinal est également de lubrifier le chyme stomacal afin qu'il «glisse plus facilement», d'émulsifier les graisses, c'est-à-dire de les réduire en fines gouttelettes (comme une vinaigrette), mais aussi d'alcaliniser le milieu duodénal pour permettre aux différents sucs pancréatiques d'être actifs. En effet, ces derniers ne sont opérationnels que dans un milieu alcalin (basique).

LE CONSEIL DU NATUROPATHE

Chacun est responsable d'alimenter correctement son foie, permettant ainsi d'éviter des catastrophes pathologiques (bien souvent ignorées) dans lesquelles celui-ci est impliqué, comme les hémorroïdes ou les pathologies respiratoires.

La transformation des nutriments

Dans le duodénum, les différents nutriments sont transformés en éléments plus ou moins unitaires et absorbables, pour certains, par la muqueuse intestinale.

• **Les acides aminés** sont acheminés *via* la veine porte au niveau du foie. Il s'agit de la synthèse de substances nommées neurotransmetteurs ou neuromédiateurs : éléments permettant le passage de l'influx nerveux (sorte d'électricité) entre les cellules nerveuses jusqu'au cerveau ou au niveau musculaire. Parmi ces neurotransmetteurs, citons la dopamine, l'acétylcholine ou l'adrénaline. La dopamine est le neuromédiateur du plaisir, du désir, de la motivation, mais aussi de la mémoire et de la compréhension. On comprend mieux l'importance de la synthèse de cet élément, notamment le matin, fabriqué, répétons-le, à partir de notre alimentation protidique et de sa digestion.

Sont également synthétisées à partir des acides aminés les immunoglobulines (anticorps responsables de la défense spécifique de l'organisme), de même que sont fabriqués des hormones et des enzymes.

• **Le maltose** (glucide transformé grâce à une enzyme contenue dans notre salive nommée ptyaline salivaire ou amylase salivaire) et les autres glucides non transformés par la ptyaline salivaire, sont modifiés en différents «sucres» tels que le saccharose, le glucose, le fructose ou le lactose, grâce là encore aux enzymes pancréatiques comme la saccharase, la lactase ou la fructase. Je les ai regroupées sous un générique non conventionnel : les «sucrases».

• **Les graisses** (lipides) sont scindées en acides gras et glycérol après émulsion, c'est-à-dire réduction en fines gouttelettes (comme une vinaigrette) par la bile.

• **Les acides gras**, en fonction de leur grosseur et volume, prennent soit la voie sanguine (petites molécules) soit la voie lymphatique (grosses molécules) pour servir à la construction de nos membranes cellulaires ou à la synthèse de certaines hormones, par exemple.

• **Le glycérol**, «sucre» de mauvaise qualité, se rend dans le foie qui va tenter de l'utiliser à des fins énergétiques.

Les lieux de digestion des aliments

Le duodénum et le jéjuno-iléon (soit l'intestin grêle) sont donc les lieux de digestion, mais aussi d'indigestion et d'absorption des nutriments par les nombreuses villosités intestinales (cellules en brosse constituant la muqueuse intestinale).

Les résidus et déchets alimentaires restants et non absorbables deviennent, dans le côlon, le bol fécal. L'évacuation rectale en est l'aboutissement. À noter qu'une partie de l'eau est réabsorbée afin de permettre à nos matières fécales d'être plus molles et faciles à évacuer.

Durant son parcours dans le côlon, le bol fécal devient de plus en plus pauvre en eau. Selon le Dr Catherine Kousmine, le côlon réabsorbe environ 86 % de la teneur fécale en eau. Selon elle encore, si cette proportion n'est pas respectée, cela entraîne des constipations (88 %) ou des diarrhées (82 %).

Les organes du transit

Le transit dans le gros côlon (1,5 mètre) est d'environ 12 à 18 heures. L'intestin grêle est rattaché au gros intestin, ou côlon, par la valvule iléo-cæcale, ou valvule de Bauhin. La réunion de l'intestin grêle et du

Du bol alimentaire aux matières fécales :

éléments non absorbés

\+

résidus alimentaires

\+

cellules desquamées physiologiquement de l'intestin

(bactéries constitutives de notre flore)

\+

un peu d'eau

\+

bile

=

matières fécales (ou fèces)

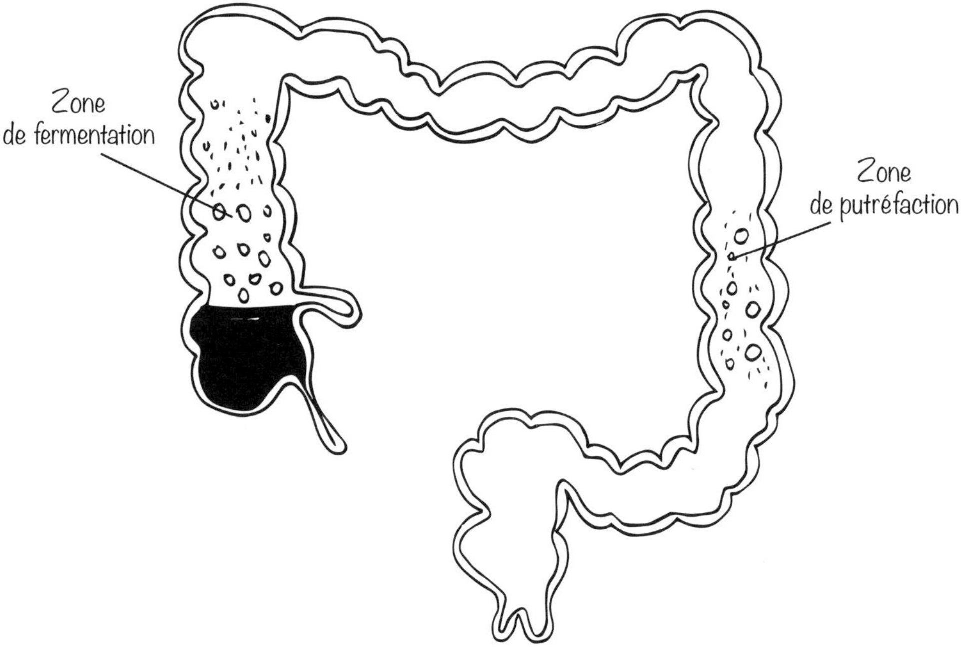

Les phénomènes bactériens au niveau du côlon

côlon se situe du côté droit de l'abdomen, puis le côlon monte verticalement (côlon ascendant) jusqu'à l'angle hépatique (sous le foie), traverse l'abdomen de droite à gauche (côlon transverse) jusqu'à l'angle splénique (sous la rate) avant de redescendre verticalement (côlon descendant) jusqu'au rectum et l'anus.

Cette situation anatomique explique les différents ressentis de gêne et de douleur : au côté droit, par exemple, qui peut résulter d'un problème hépatique qu'il conviendra cliniquement de vérifier.

Anatomiquement, à l'extrémité inférieure et descendante du côlon droit se trouve une poche riche en flore intestinale : le cæcum. C'est à l'extrémité inférieure de cette poche que l'on trouve un organe lymphoïde bien connu : l'appendice vermiculaire, un organe d'une extrême importance du point de vue immunitaire car très riche en immunoglobulines. Il est donc aberrant et illogique d'un point de vue immunologique, en dehors de toute urgence, de retirer cet organe appendicitaire.

La surface totale de contact de notre intestin grêle (4 à 6 mètres de long) avec le contenu alimentaire est d'environ 300 à 400 m^2, ce qui correspond à environ deux terrains de tennis ! Cela signifie que nous sommes beaucoup plus en contact avec le contenu de notre intestin qu'avec le milieu qui nous entoure. Sachant cela, nous devrions donc nous sentir beaucoup plus concernés par ce qui se passe dans notre intestin.

Dans certaines circonstances pathologiques, la durée de vie des cellules de la muqueuse de l'intestin grêle est accélérée, engendrant une reconstruction activée qui ne peut être opérationnelle que si la substance responsable est éliminée. C'est le cas de l'intolérance au gluten, par exemple. La membrane de ces cellules ayant une composition phospholipidique, la consommation de graisses saturées et l'absence d'acides gras poly-insaturés fragilisent cette membrane qui augmente sa perméabilité, devient poreuse et laisse passer dans le sang et la lymphe des bactéries et poisons de toutes sortes, mais aussi des éléments indésirables tels que les polluants, fongicides, herbicides, médicaments et autres produits de synthèse.

LE CONSEIL DU NATUROPATHE

Il est important de bien se souvenir que notre intestin grêle absorbe tout, le bon comme le moins bon. Prenons donc conscience de la responsabilité de ce que nous mangeons.

L'hyperméabilité intestinale

Tous les éléments contenus dans notre intestin grêle prennent la voie de la veine porte jusqu'au foie. Le foie reçoit le sang et la lymphe issus de l'intestin grêle et doit les filtrer afin de neutraliser les hôtes indésirables. Dans le cas où le système hépatique est potentiellement «normal» du point de vue physiologique, les germes et toxines sont neutralisés et c'est tout. Mais dans le cas d'un problème de foie, ou si celui-ci est débordé, certaines maladies chroniques et graves peuvent faire leur apparition.

On comprend ainsi le lien entre des pathologies aussi diverses que l'asthme, l'eczéma, les tendinites, la polyarthrite... avec nos intestins. L'hyperméabilité intestinale ou leakeygut syndrome (c'est-à-dire syndrome de l'intestin qui fuit) en est le principal facteur.

Notre muqueuse intestinale constitue habituellement une barrière mécanique étanche aux micro-organismes et macromolécules contenus dans l'intestin. Si cette barrière se rompt, des éléments étrangers, trop gros, toxiques, allergiques ou autres peuvent «passer» dans le sang ou la lymphe et provoquer des intolérances, allergies ou pathologies infectieuses diverses ou encore des phénomènes inflammatoires.

La muqueuse intestinale est constituée d'un épithélium, composé d'une couche unique de cellules : les entérocytes, qui se renouvellent toutes les 36 heures. L'adhésion entre elles est réalisée par une structure appelée jonction serrée, qui constitue l'étanchéité de l'intestin.

Certaines bactéries pathogènes ont une influence sur la sécrétion de zonuline, protéine secrétée par les entérocytes, qui a la particularité de désunir les jonctions serrées de la membrane intestinale et donc la perméabilité intestinale.

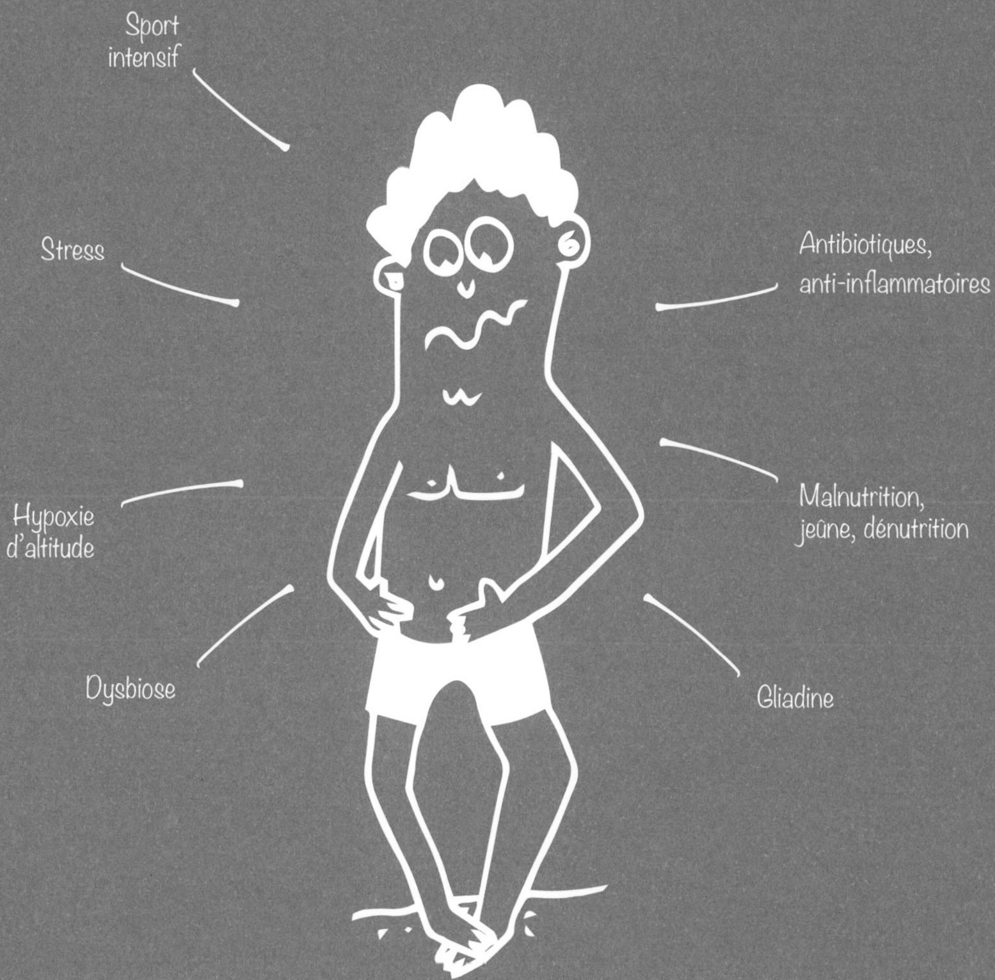

Hyperméabilité intestinale

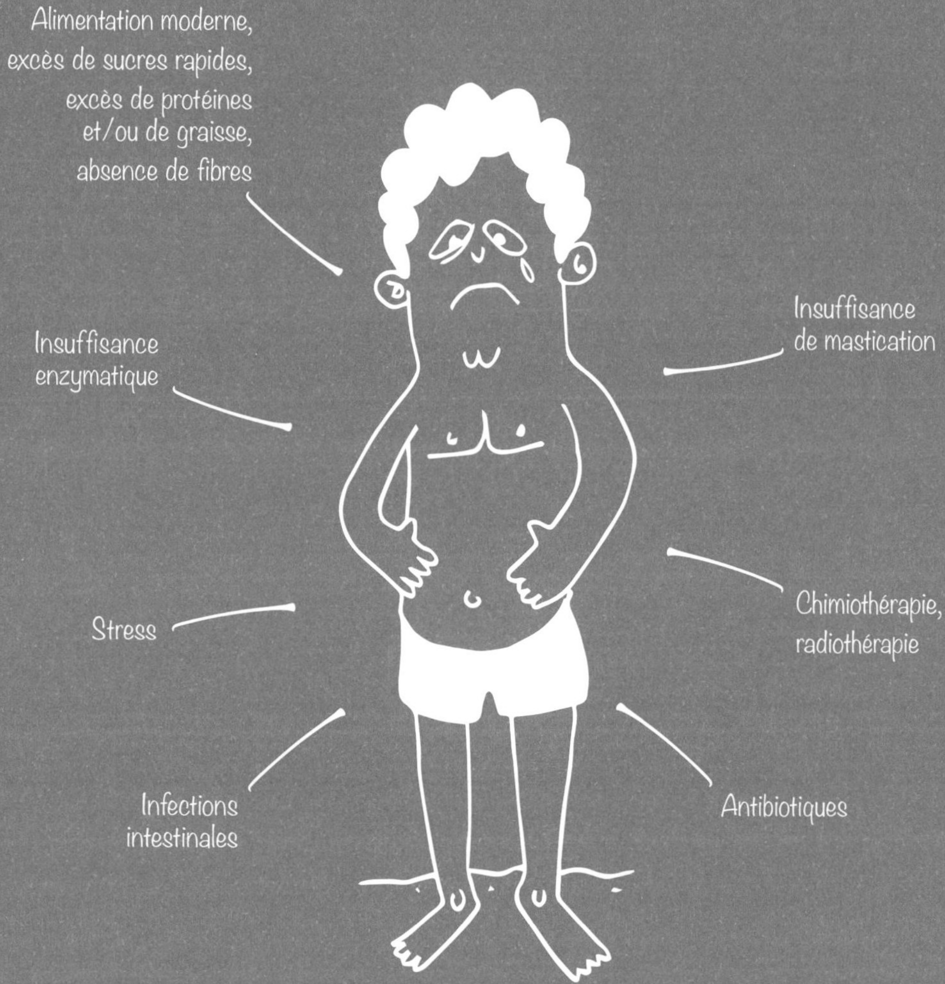
Alimentation moderne,
excès de sucres rapides,
excès de protéines
et/ou de graisse,
absence de fibres
Insuffisance
de mastication
Insuffisance
enzymatique
Stress
Chimiothérapie,
radiothérapie
Infections
intestinales
Antibiotiques

Dysbiose

Il est à noter que les entérocytes ont pour carburant électif un acide aminé : la L-glutamine, qui est apportée par l'alimentation (viandes, poissons, œufs, produits de la mer, persil, oléagineux tels que noix, noisettes, amandes, etc.) et qui peut être absorbée directement au niveau intestinal sans attendre son apport par la voie sanguine.

La L-glutamine est aussi nécessaire pour la production de mucus intestinal et la sécrétion des immunoglobulines A (anticorps de protection).

Ces cellules constitutives de la muqueuse intestinale ont besoin de :
• glucose pour assurer l'énergie cellulaire ;
• acides gras essentiels pour assurer la composition de la membrane cellulaire ;
• protéines pour faciliter le renouvellement cellulaire ;
• vitamines, minéraux, oligoéléments pour être des catalyseurs de toutes les réponses cellulaires ;
• antioxydants pour éviter l'oxydation et le vieillissement prématuré des membranes cellulaires ;
• oxygène pour permettre le métabolisme (transformation) du glucose en énergie.

Un déséquilibre de la flore intestinale, ou dysbiose, entraîne une réponse démesurée de notre système immunitaire intestinal, augmentant ainsi l'inflammation, et une modification des jonctions serrées.

L'évacuation des déchets

Les déchets résultant du métabolisme cellulaire, mais aussi ceux de nos aliments, doivent être évacués par l'un de nos quatre émonctoires (« portes de sortie physiologiques »), selon leur grosseur.

Pour rappel, nos quatre émonctoires sont :
• la peau avec ses deux catégories de glandes (sébacées et sudoripares) ;
• les reins ;
• l'intestin, avec le foie et la vésicule biliaire ;
• la voie respiratoire.

Trois possibilités se présentent quant à l'évacuation de ces déchets.

Les petits déchets

S'ils sont de diamètre inférieur à 20 µ (10-6 m = 0,000 001 m = 0,001 mm), ils prennent la voie sanguine veineuse pour rejoindre ensuite le cœur au niveau de l'oreillette droite (voir le schéma page 41). Puis ils passent, grâce à la circulation sanguine, par les filtres émonctoriels. Ils sont éliminés sous forme d'acidité ou de cristaux rejetés par nos urines et notre transpiration, ou bien mucosique (crachats ou substances dans nos matières fécales).

Les déchets moyens

De diamètre situé entre 20 et 100 µ, ils sont trop gros pour prendre la voie veineuse et utilisent donc la voie lymphatique canalisée. Cette lymphe canalisée passe au travers des ganglions lymphatiques afin de microniser les déchets supérieurs à 20 µ et les réduire à une taille inférieure à 20 µ. Ces déchets rejoignent ainsi la circulation sanguine et sont ensuite filtrés au niveau des émonctoires qui les éliminent sous forme d'urine, de matières fécales, de crachats ou de transpiration.

Les gros déchets

Supérieurs à 100 µ (métaux lourds, pesticides et autres produits chimiques tels que les médicaments et vaccins), ces déchets restent dans nos humeurs (lymphe extracellulaire) et nécessitent beaucoup d'efforts à notre organisme pour les évacuer après les avoir réduits à un diamètre correct.

L'organe qui est surtout sollicité pour effectuer ce travail titanesque est le foie, qui possède pour cela des enzymes particulières : les cytochromes P450. Cette tâche entraîne une fatigue et un épuisement hépatique à plus ou moins long terme.

Cette situation peut s'avérer très grave quand les cellules ne peuvent plus évacuer leurs propres déchets hors de leur cytoplasme. Le liquide extracellulaire est trop encrassé. Les déchets restent alors dans les cellules qui ne reçoivent plus d'éléments nutritifs.

Manger des aliments issus de l'agriculture biologique, le plus crus possible, du terroir, de saisons, spécifiques et de manière frugale, c'est très bien, mais si les déchets métaboliques de cette alimentation (comme de toute alimentation), ne sont pas évacués régulièrement par nos filtres biologiques, les humeurs vont s'encrasser, rendant le milieu humoral inadapté pour nourrir correctement nos cellules, jusqu'à les intoxiquer et rendre leur tâche métabolique impossible.

Dans le meilleur des cas, les cellules se nécrosent et meurent. Mais quelquefois, ces déchets envahissants attaquent le noyau cellulaire et ses composants tels que l'ADN, qui « perd la boule ». Il s'ensuit une prolifération anarchique cellulaire, voire un cancer.

LE CONSEIL DU NATUROPATHE

Il est logique et de bon sens de se nourrir des aliments issus de l'agriculture biologique (pour éviter les éléments chimiques tels que les pesticides, fongicides… consacrés à cette productivité acharnée) et spécifiques (c'est-à-dire de manière conforme à notre tube digestif et à nos cellules humaines). Privilégiez aussi les aliments du terroir et de saison (pour respecter nos métabolismes). Veillez également à activer vos quatre émonctoires (portes de sortie naturelles de nos différents déchets : appareils cutané, respiratoire et rénal, et la trilogie foie-vésicule biliaire-intestins), notamment par un exercice physique raisonné, des bains chauds, des massages et autres techniques naturopathiques telles que les différentes respirations, mais encore la relaxation et les psychothérapies corporelles et émotionnelles. Enfin, il est nécessaire de garder votre liberté de penser !

ET CHEZ LES AUTRES ?

Bien entendu, chaque espèce animale a sa propre anatomie et physiologie digestive, et c'est ainsi que l'on peut déterminer, dans une certaine mesure et dans les mêmes conditions, qu'elle devrait être notre base alimentaire originelle. En effet, en fonction de notre anatomie digestive il est possible de faire des comparaisons avec les autres animaux en liberté et dans leur habitat.

Les granivores

Les oiseaux possèdent un tube digestif différent du nôtre, notamment parce qu'ils n'ont pas de dents. Ils disposent d'un jabot «germoir» et d'un gésier «broyeur», d'intestins très courts (ce qui explique leur déjection abondante et régulière sur et sous les édifices publics !). Qui dit anatomie différente, dit alimentation différente, d'autant plus que ces animaux mangent les graines crues ! Pouvons-nous manger du riz ou des céréales crues ? Prudence pour vos toilettes !

Les carnivores

Tigres, chats, chiens... tous possèdent une dentition avec des canines leur permettant de déchirer les chairs, un foie très puissant pour réduire la toxicité des purines des viandes (produits toxiques contenus dans certains aliments et entraînant de l'acide urique, source de la fameuse pathologie nommée goutte provoquant de vives douleurs, notamment au niveau du gros orteil plantaire), sans omettre qu'ils ont des enzymes digestives spécifiques.

L'acide urique peut être quinze à vingt fois mieux éliminé par les carnivores, car leur filtre rénal contient une enzyme : l'uricase. L'homme n'en possède que très peu et ne peut donc éliminer l'acide urique provenant de la dégradation des purines qu'à raison de 2 %.

Chez l'homme, une grande consommation de produits carnés peut donc entraîner des surcharges cristalloïdales, substances acides telles que l'acide urique ou l'urée pouvant être à l'origine de pathologies rhumatismales, par exemple. Ces éléments entraînent aussi une fatigue hépatique et rénale. En effet, ce sont le foie et les reins qui cassent les acides aminés en excès issus de la digestion des protides alimentaires, des viandes notamment.

Cette transformation des excès d'acides aminés entraîne la formation d'un acide cétonique et d'ammoniac (NH^3). Le premier est alors éliminé par les voies respiratoires, entraînant une mauvaise haleine (odeur caractéristique de la pomme reinette). Quant à l'ammoniac, qui est une substance toxique, notamment pour notre cerveau, elle est transformée par les reins en sels ammoniacaux pour ensuite être éliminée avec nos urines, mais aussi par le foie qui la modifie en urée et l'évacue par les reins avec les urines.

Voilà pourquoi une trop grande quantité de protéines animales et/ou végétales est néfaste pour nos reins et notre foie.

Tous les régimes hyperprotidiques conseillés plus ou moins médicalement pour maigrir ou pour constituer des muscles sont des pourvoyeurs de pathologies rénales et/ou hépatiques. Ainsi en est-il du fameux régime Dukan qui, certes, permet de maigrir mais qui est une aberration d'un point de vue diététique et nutritionnelle.

À noter aussi que les nucléoprotéines contenues dans les noyaux cellulaires des fibres musculaires, notamment des viandes, charcuteries, abats, sont composées d'acides nucléiques et d'acides aminés.

N'oublions pas également que les carnivores mangent la viande crue et «chaude» (l'animal consommant immédiatement la chair des animaux qu'il a tués ainsi que les viscères et parfois les os). Sommes-nous capables de manger de la viande crue, chaude, ainsi que des viscères ? Au risque de décevoir les partisans de l'instinctothérapie, je ne crois pas que l'être humain ait la capacité et la volonté de consommer spontanément, sauf urgence, ce genre d'aliments réservés aux carnivores qui, répétons-le, possèdent les organes digestifs adaptés.

Les herbivores

Vaches, brebis et autres chèvres ont une mastication horizontale, une dentition faite de dents en «plateau» pour écraser, «meuler» les fibres des herbes et fourrages. Elles possèdent des poches digestives inconnues chez les humains telles que la panse et le feuillet. De plus, la longueur de leur intestin est très importante, ce qui explique les nombreux gaz de ces animaux (effet de serre) et leurs selles pâteuses (bouse de vache).

Pouvons-nous sans problème pour nos intestins ne manger que des éléments fibreux crus ? Là encore, la logique et le bon sens nous font bien comprendre que cela n'est pas possible et profitable pour notre santé/vitalité physique et psychologique.

Mais alors, que manger ?

Les frugivores

La morphologie des grands singes (en liberté, bien entendu) ressemble étrangement à la nôtre. Leur alimentation est composée de 80 % de fruits et racines crus et de 20 % de sous-produits animaux crus.

Notre tube digestif étant anatomiquement identique à celui de ces animaux, notre alimentation devrait être calquée sur ces proportions... sous réserve toutefois que nos conditions de vie ou de survie, et les conditions climatiques et environnementales, soient semblables aux leurs. Autrement dit, si nous vivions sous les tropiques avec une température agréable, un léger vent rafraîchissant et si nous passions nos journées à pêcher, danser et... faire l'amour.

Mais le constat est simple : dès les «beaux jours» que consommons-nous en majorité ? Des fruits et des légumes crus sous forme de salades composées rafraîchissantes, par exemple, même si nous ne passons pas nos journées à pêcher, à danser et à faire l'amour... Ce qui est, j'en suis persuadé, une grande frustration pour certains d'entre nous !

Il convient donc, sur cette base alimentaire idéale, de s'accorder des aliments dits «de tolérance» tels qu'un peu de viande cuite, des céréales cuites, etc., compte tenu du climat, des stress permanents dans lesquels nous surnageons volontairement ou involontairement.

Ces aliments de tolérance sont là également pour nous faire plaisir, puisque nous avons perdu ce savoir spontané de ce qui est bon pour nous ou pas, contrairement aux animaux sauvages qui eux savent instinctivement ce qui leur convient ou non. A-t-on déjà vu un lion manger des carottes cuites ? Une chèvre manger de la viande ? Les exemples ne manquent pas.

Par contre, on peut constater ce que nos animaux domestiques consomment. Ainsi des chats ingurgitent des légumes et céréales, alors que ce sont des carnivores de constitution digestive. Il semble bon de se souvenir de cette notion de spécificité car nombreux sont les gens qui disent manger «bio» depuis plusieurs années et ne comprennent pas le «pourquoi» de leur mal-être constant malgré leur effort. Que penser dans ces conditions du boudin biologique ? du café biologique ? du saucisson bio ? du chocolat bio ?

En écrivant ces lignes, je repense à un patient venu me consulter. À chacune de mes questions, il me répondait qu'il mangeait bio et qu'il ne consommait que du vin bio depuis de très nombreuses années. Je me souviens de ma réaction : «Certes, c'est mieux, mais si vous en consommez trop, cela ne changera rien à votre attitude et vous serez ivre mais... bio !»

À QUOI SERS-TU, INTESTIN ?

Ses rôles connus

Les rôles et fonctions connus de l'intestin sont à la fois mécanique, grâce à la mastication indispensable pour réduire les aliments en éléments plus petits ; moteur, grâce au mouvement et à la motricité de l'estomac ; physico-chimique par l'accommodation du pH (acido-basique, notamment au niveau duodénal – voir pages 23-24) en fonction des poches digestives ; enfin biochimique, grâce aux différentes enzymes digestives.

Ses rôles plus ou moins connus

Les rôles et fonctions inconnus de l'intestin sont eux aussi multiples.

Il effectue tout d'abord une synthèse de neurotransmetteurs tels que la sérotonine qui, si elle est anormalement produite, participe à la sensation de douleur, mais aussi aux fameux ballonnements et troubles divers du transit. Ceux-ci peuvent aussi être provoqués par manque de synthèse de ce neurotransmetteur. Vous pouvez notamment être ballonné après un repas partagé avec des convives que vous n'appréciez pas ou qui entament des conversations ennuyeuses ou politiques ou religieuses ou… médicales, ou tout simplement par manque de synthèse d'enzymes digestives.

L'intestin sert également de filtre au niveau des jonctions serrées (voir page 26) pour empêcher certains éléments de pénétrer dans notre organisme *via* le sang ou la lymphe.

Il exerce aussi une fonction immunologique grâce à la flore intestinale, mais aussi à la présence d'immunoglobulines IgA.

Enfin, notre intestin joue un rôle psychique, puisque c'est lui qui nourrit toutes nos cellules, y compris celles de notre cerveau. Voilà pourquoi on parle de l'intestin comme de notre second cerveau, d'autant plus que l'on y a trouvé des cellules nerveuses, c'est-à-dire des neurones.

Bien entendu, tous ces rôles agissent en symbiose, c'est-à-dire de manière coordonnée et conjointe. Ainsi une mauvaise digestion, quelle qu'en soit la cause (mauvaise alimentation, manque de mastication, problème stomacal, insuffisance hépatique et/ou biliaire ou pancréatique, ou encore dérèglement de la flore intestinale), engendre des manifestations organiques de tous ordres tels que problèmes cutanés, insomnie, nervosité, asthme, arthrite, arthrose, dépression, migraine…

LA FLORE INTESTINALE

Sa naissance et sa constitution

La flore intestinale, avec ses bactéries commensales (bactéries non pathogènes vivant en parfaite intelligence avec l'organisme et remplissant de nombreuses fonctions en rapport avec l'assimilation, par exemple), fait partie intégrante du système de défense de notre organisme.

Ainsi, notre intestin contient environ 100 000 milliards de bactéries (chiffre atteint très rapidement dès les premières heures après la naissance), soit cent fois plus que nos cellules et mille fois plus que le nombre d'étoiles présentes dans notre galaxie ! Cet ensemble constitue ce que l'on nomme le microbiote intestinal.

L'ensemencement de cette flore chez le nouveau-né est une histoire merveilleuse : le passage du bébé et de ses lèvres dans le vagin de sa maman à la naissance en marque le début. En effet, le contact de ses lèvres avec le vagin maternel permet au bébé de capter certaines bactéries et ainsi de provoquer l'ensemencement de sa propre flore intestinale. Bien entendu, l'environnement dans lequel vit le bébé participera également à cet ensemencement. Dans certains pays d'Afrique, les mères ayant donné naissance à leur bébé par césarienne plongent leurs doigts dans leur vagin après l'accouchement pour les donner à sucer à leur bébé et ainsi démarrer l'installation de la flore intestinale de leur progéniture !

Dès la naissance donc, l'écosystème bactérien intestinal participe à la mise en place du système immunitaire. Dans les premières heures de vie extra-utéro, le bébé dispose ainsi de tous les éléments et fondements pour se défendre efficacement. Cependant, ces éléments ne possèdent aucun ordre de marche. Les anticorps (Ag) sont fournis par la mère qui l'allaite et pallient momentanément et naturellement cette faiblesse provisoire.

Ce n'est que vers la deuxième année que l'immunité du jeune enfant va se développer et réagir de manière autonome, en même temps que l'apprentissage du langage et le sevrage.

Le système immunitaire devient complètement mature entre 7 et 11 ans environ, ce qui correspond également à l'entrée dans la puberté et donc au développement psychologique de l'adolescent.

Son utilité

Notre flore intestinale constitue un organe à part entière par sa composition et son importance pour notre santé/vitalité. Elle est la garante d'une bonne immunité.

Mais il faut bien comprendre que tout comme nous n'avons pas la même couleur des yeux ou de cheveux, nous ne possédons pas le même système immunitaire. La flore intestinale se répartit en flore dominante, sous-dominante et fluctuante. Chaque individu adulte héberge de nombreuses espèces de bactéries. Il a ainsi été répertorié 150 à 200 espèces différentes, dont un tiers est commun à tous. Les deux tiers restants sont donc propres à chacun et cela pour les trois différentes catégories de flore.

Chaque individu possède ainsi un profil personnel de son microbiote intestinal et sa diversité dépend de plusieurs facteurs, notamment génétiques, alimentaires et environnementaux. Chaque fois que l'équilibre de ce microbiote est rompu, on parle de dysbiose. Il en résulte de nombreuses pathologies dites « modernes » :

• **le syndrome du côlon irritable** avec des ballonnements, des douleurs abdominales, des gaz plus ou moins importants et odorants ainsi qu'un trouble du transit sous forme de diarrhées ou de constipation ;

• **des MICI (maladies inflammatoires chroniques de l'intestin)**, telles que des rectocolites hémorragiques (RCH) ou encore la maladie de Crohn, avec des conséquences catastrophiques sur la vie quotidienne des malades (présence de sang dans les matières fécales, diarrhées importantes avec incontinence et douleurs) ;

• **différentes allergies et/ou intolérances** plus ou moins expliquées (gluten, par exemple), si ce n'est par une coproculture (analyse des matières fécales sèches émises à la maison et liquides émises dans un laboratoire spécialisé) avec recherche spécifique de *candida albicans*, parasitologie, mycologie et bactériologie ;

• **une fatigue chronique inexpliquée** (par exemple : anémie, maladie de Lyme, mononucléose) ;

• **des douleurs diverses** comme dans la fibromyalgie ou le SPID (syndrome polyalgique idiopathique diffus). La souffrance est réelle, alors que les données sanguines biologiques sont tout à fait normales.

La relation est étroite également entre ce microbiote et le syndrome métabolique, avec son cortège de pathologies dites « de civilisation » comme l'hypertension artérielle, le diabète, l'obésité...

Les facteurs déséquilibrants sont :
• une alimentation inadaptée à nos milliards de cellules (voir pages 31 à 33) ;
• de mauvaises conditions durant les repas : manque de mastication, prise trop importante de liquide, discussions intempestives sur des sujets qui irritent ;
• le stress ;
• la prise d'antibiotiques ou d'autres médications telles que la cortisone, les antihypertenseurs, etc.

Son rôle

Le premier rôle fondamental de la flore intestinale est de maintenir l'étanchéité et l'intégrité de la muqueuse intestinale. On imagine aisément les problèmes si cette étanchéité n'est plus respectée. La muqueuse ne doit pas laisser « passer » certains éléments nocifs et, inversement, doit permettre l'absorption des éléments indispensables pour nos cellules.

Si les cellules constitutives (jonctions serrées) et la flore de la muqueuse sont perturbées, des complications pour notre santé physique et/ou psychique peuvent se déclarer.

Ce microbiote équilibré joue donc également un rôle considérable comme barrière immunologique, en empêchant l'implantation de certains microbes ainsi que leur prolifération.

Les bactéries présentes dans la flore intestinale aident également à la digestion de nos aliments et ont une action sur la synthèse de certaines vitamines telles que celles du groupe B (vitamines du système nerveux) et la vitamine K (vitamine de la coagulation).

Petite histoire : cette vitamine a été découverte au Danemark, ce qui explique le K, car coagulation se dit koagulation en danois.

Constat actuel

Beaucoup de personnes, notamment des femmes, ne vont pas régulièrement ou suffisamment à la selle. En temps normal, nos intestins devraient se vider une à deux fois par jour. Les selles s'évacuant naturellement, sans effort, bien moulées et peu odorantes, nous devrions ressentir une sensation de « plénitude », c'est-à-dire que nous devrions nous sentir suffisamment « vidés ».

Mais que constate-t-on actuellement ? Beaucoup de gens, qui ne se disent pas constipés, ne vont aux toilettes que deux à trois fois par semaine, sans s'en préoccuper pour autant. Même pour une personne allant à la selle régulièrement, 2 à 3, voire 4 kg de matières stagnent en permanence dans nos intestins, incrustées dans nos villosités intestinales !

La vascularisation de notre paroi intestinale

Notre paroi intestinale intérieure est formée de plusieurs couches de cellules.

LE CONSEIL DU NATUROPATHE

Pour parler de constipation, les questions à vous poser sont les suivantes : Allez-vous à la selle chaque jour ? Vous sentez-vous suffisamment libéré ? Avez-vous un caca dur, difficile, sec, pâteux ou très odorant ?

C'est important car, lorsque les intestins ne sont pas vidés régulièrement et suffisamment, les déchets intestinaux sont réabsorbés par la muqueuse qui devient poreuse, sensible, irritée (on parle alors d'intestin colitique). Ces déchets sont véhiculés par le sang ; notre organisme est alors pollué et empoisonné, ce qui se manifeste notamment par des boutons cutanés, crachats...

Si l'on tient compte des entérocytes (cellules intestinales nommées également villosités en brosse), la surface de contact réelle peut atteindre environ 500 à 600 m² ! Chaque villosité contient une artériole (petite artère), un réseau capillaire, une veinule (petite veine), mais aussi des petits vaisseaux lymphatiques.

On trouve également dans cette muqueuse des éléments fondamentaux appelés follicules lymphoïdes et des plaques de Peyer du nom de leur découvreur, Johann Conrad Peyer (1653-1712). Ces plaques sont de véritables amas lymphoïdes dans la mesure où elles produisent, comme la moelle osseuse, des lymphocytes B.

Les bactéries intestinales composant notre flore intestinale physiologique sont indispensables à la maturation des groupes de lymphocytes B et T (globules blancs spécifiques assurant notre défense immunitaire).

On comprend pourquoi, s'il y a un problème hépatique tel qu'une congestion, ce sang non épuré par le foie peut être source de bien des problèmes de santé/vitalité, notamment au niveau pulmonaire !

En effet, le sang non épuré par le système foie-vésicule biliaire sera filtré par nos organes respiratoires *via* la veine sus-hépatique, puis l'artère pulmonaire. Or, notre système pulmonaire n'ayant pas été conçu pour remplir cette fonction, nous développerons ainsi un terrain favorable à une pathologie dite respiratoire plus ou moins infectieuse !

L'action du stress sur nos intestins

Depuis longtemps, chacun est d'accord pour affirmer que le stress peut influencer nos intestins. Désormais, il est reconnu que notre intestin, et donc son microbiote, est le second cerveau de l'être humain. Ce qui signifie que nos intestins ont une influence et une action sur notre comportement quotidien.

Ainsi a-t-il été prouvé que notre intestin contient environ 200 millions de neurones, c'est-à-dire des cellules nerveuses, soit l'équivalent d'un cerveau de chat ou de chien.

Ces cellules nerveuses ont une grande particularité : elles ne se touchent pas, et sont séparées par un vide que l'on appelle fente synaptique.

Les informations (influx nerveux) entre ces cellules nerveuses et notre cerveau «circulent» grâce à la synthèse, par nos intestins, de substances nommées neuromédiateurs.

Ces substances neuromédiatrices sont la sérotonine, la dopamine, l'adrénaline et l'acétylcholine. Ainsi la sérotonine, neurotransmetteur de la détente, du sommeil et de la gestion de nos stress et émotions, mais aussi de nos comportements et même de notre personnalité est pour 95 % synthétisée par nos intestins.

Voilà pourquoi les intestins sont considérés comme le second cerveau.

Intestins, flore, «caca» et maladies neurodégénératives

En partant de l'affirmation précédente, il est possible de s'interroger sur les maladies neurodégénératives telles la maladie de Parkinson. Ne pourrait-on pas améliorer le sort de ces malades et, par l'étude de la flore intestinale, dépister en amont cette dégénérescence nerveuse ? Serait-il envisageable d'intervenir alors précocement, notamment en évitant une modification du microbiote par une alimentation adaptée et une supplémentation en probiotiques (bactéries vivantes qui permettent de restaurer le microbiote intestinal) ?

Des expériences ont pu démontrer que l'association de certains probiotiques pouvait réduire les effets du stress, voire de certaines dépressions. Ne serait-ce pas une piste ou un espoir pour les autistes ? Une équipe américaine a en effet émis l'hypothèse d'une diminution quantitative et qualitative des bactéries intestinales chez les enfants autistes. Une autre équipe a pu mettre en évidence une diminution des signes de l'autisme après une supplémentation en probiotiques. Ce sont des voies de recherche très encourageantes.

Et ne pourrait-on pas aller plus loin dans le raisonnement ?

Pourrait-on arriver à déterminer quelles sont la ou les souches microbiennes qui nous font défaut et qui sont peut-être source de désordres et de pathologies ? Pourrait-on faire ingérer ces bactéries manquantes spécifiques et faire disparaître ainsi certaines pathologies ?

« Les meilleurs médecins sont :
le Dr Diète, le Dr Tranquille et le Dr Joyeux. »

Jonathan Swift (1667-1745)

LA TRILOGIE FOIE-VÉSICULE BILIAIRE-INTESTINS

Il est très important de comprendre cette interaction. En effet, on ne peut dissocier l'action de ces trois organes fondamentaux pour notre santé et notre vitalité.

N'oublions pas que notre foie reçoit 2 400 litres de sang par 24 heures venant d'une part de l'artère hépatique, elle-même issue de l'aorte provenant du ventricule gauche du cœur (partie qui expulse le sang dans tout notre organisme), d'autre part de la veine porte provenant de l'intestin grêle. Ces 2 400 litres de sang sont filtrés par le foie qui produit ensuite la bile, laquelle est stockée dans la vésicule biliaire entre nos digestions.

La bile est donc un déchet, mais un déchet utile permettant :

- la lubrification du bol intestinal qui ainsi glisse plus facilement ;
- l'alcalinisation du bol duodénal permettant aux sucs pancréatiques d'être actifs ;
- l'émulsion des graisses, comme une vinaigrette (c'est-à-dire une cassure des grosses molécules de lipides) ;
- la synthèse de la vitamine K, vitamine de la coagulation.

Cette relation de dépendance entre le foie, la vésicule biliaire et les intestins, permet de comprendre qu'une mauvaise évacuation des matières fécales peut être le résultat d'un problème hépatique par insuffisance biliaire et donc de lubrification.

LE CONSEIL DU NATUROPATHE

Pour rétablir une bonne évacuation des matières fécales, il convient simplement de stimuler le foie et la vésicule biliaire par l'apport de plantes amères telles que le radis noir, le pissenlit, l'artichaut, ou encore le romarin…

On peut aussi avoir recours à un produit que j'affectionne particulièrement : l'huile de Haarlem, composée d'essence de térébenthine, de soufre, de lin et de chlorophylle. L'huile essentielle de térébenthine (pin maritime) est un désinfectant urinaire, pulmonaire, cutané et intestinal. Le soufre est un élément draineur du foie et de la vésicule biliaire qui aide à la reconstruction du cartilage osseux ainsi qu'à la synthèse d'une enzyme antioxydante et rajeunissante : le gluthation peroxydase (GPx). La chlorophylle, quant à elle, permet une oxygénation des cellules intestinales.

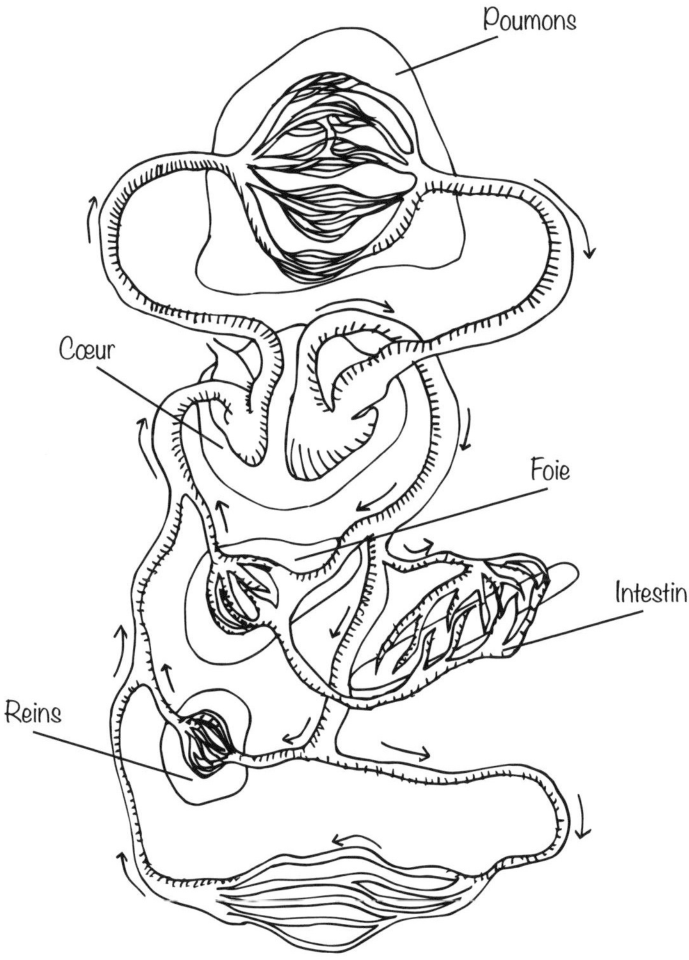

La circulation sanguine entre les principaux organes

LES GAZ INTESTINAUX : LEUR FORMATION ET LEUR DEVENIR

La formation de gaz est un phénomène physiologique. Quoi qu'en disent certains, nous avons tous plus ou moins des gaz. Il s'agit de gaz de fermentation et de gaz de putréfaction, fondamentalement différents.

Petite histoire : au cours d'une conférence dans un grand salon parisien, j'avais « osé » dire que même les présidents et les grands chefs religieux avaient des gaz. Cela me paraît logique. À mon retour chez moi, quelle ne fut pas ma surprise de trouver un courriel m'indiquant que j'avais manqué de respect à ces personnalités ! En quoi le fait d'avoir des gaz est-il répréhensible et constitue un manque de respect ?

Les gaz de fermentation

Ils ont lieu dans le côlon ascendant, c'est-à-dire le côlon droit, et sont issus de la fermentation des « sucres », de la cellulose, mais aussi des excès de fibres alimentaires, notamment des légumineuses (pois chiches, lentilles...). Ces fermentations provoquent des gaz volatils tels que l'acétate, le propionate, le butyrate, le lactate, mais aussi l'hydrogène (H^2), le gaz carbonique (CO^2) et le méthane (CH^4). Ce dernier est un gaz inflammable à l'air et constitue un amusement pour les enfants en colonies de vacances qui enflamment leur gaz avec une allumette et provoquent ainsi une petite flamme bleue.

Cette fermentation est notamment très présente chez les végétariens. Si, pour différentes raisons, ces gaz ne sont pas évacués, ils sont pour les uns réabsorbés par nos villosités intestinales, puis passent dans le sang *via* la veine porte et altèrent la fonction hépatique. Les autres sont évacués par nos poumons.

Les gaz de putréfaction

Ces gaz ont lieu dans le côlon descendant, c'est-à-dire le côlon gauche, et sont issus principalement des protéines animales non digérées, mais aussi des cellules intestinales desquamées et des graisses. Ce sont ces gaz de putréfaction qui engendrent des odeurs nauséabondes, car ils contiennent notamment de l'ammoniac (NH^3).

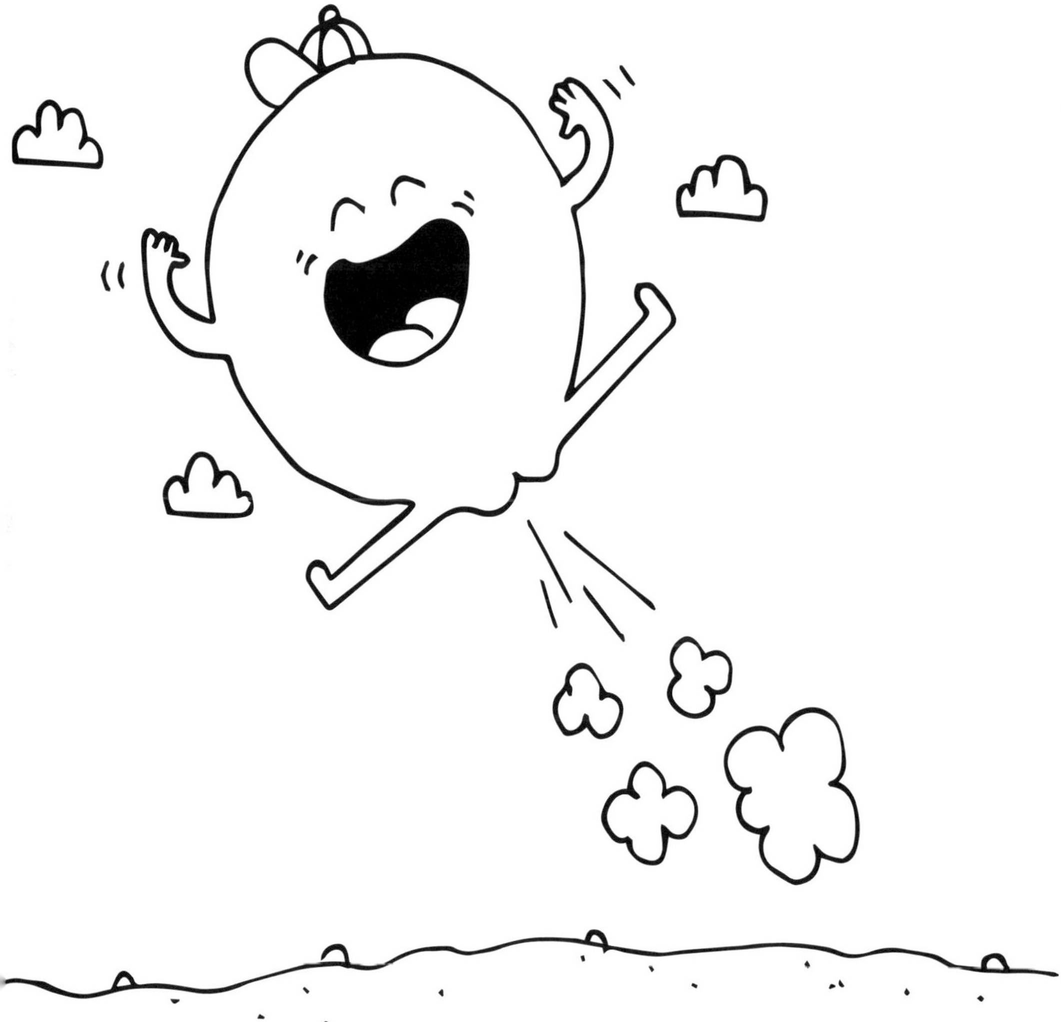

MATIÈRES FÉCALES, AU RAPPORT !

Sans être taxés de maniaques de la scatologie, nous devrions nous intéresser à la qualité, la composition, la couleur, la consistance et l'odeur, mais aussi la fréquence de nos matières fécales et nos gaz. Beaucoup de questions bien souvent éludées, mais ô combien importantes pour connaître notre état de santé/vitalité physique et psychique.

Qu'est-ce qu'un « caca normal » ?

Attardons-nous quelques instants sur ce qui, encore de nos jours, pour les adultes est considéré comme tabou : notre « caca » !

Il est à noter et à observer que nos jeunes chérubins n'ont pas la même vision que nous de leur « caca ». En effet, les bébés plongent leurs doigts dedans car, pour eux, ce qui provient de leur corps n'est pas sale, et c'est nous, adultes, qui leur imposons cette vision réductrice, au point quelquefois de créer des constipations psychologiques opiniâtres. Comment sont vos selles ? Imaginiez-vous pouvoir mieux connaître l'état de votre santé/vitalité selon l'évacuation, la couleur, l'odeur, la consistance de vos matières fécales ? Car c'est bien de cela qu'il est question dans l'expression : « Comment allez-vous ? » À l'origine, elle sous-entendait : « Comment êtes-vous allé à la selle ? »

Selon le Dr Catherine Kousmine : « la selle normale doit avoir la forme d'une saucisse épaisse de 4 cm et doit être longue de 15 à 20 cm. Sa couleur varie en fonction de l'alimentation. De couleur brune en cas de régime carné, elle est plus claire en cas de régime lacto-végétarien. Vous devriez aller à la selle facilement et sans effort, généralement une fois le matin et une fois après le repas du midi ou du soir. »

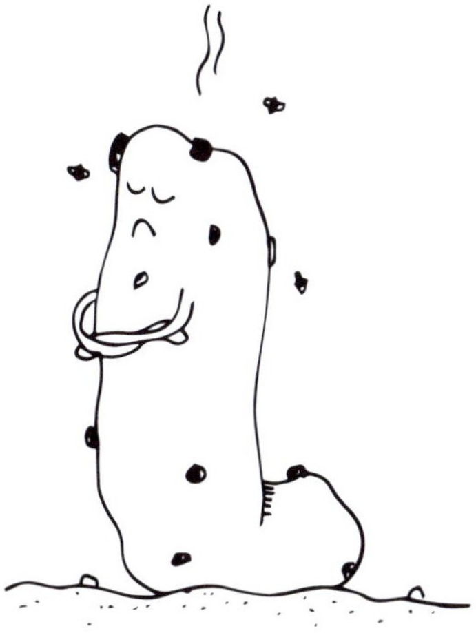

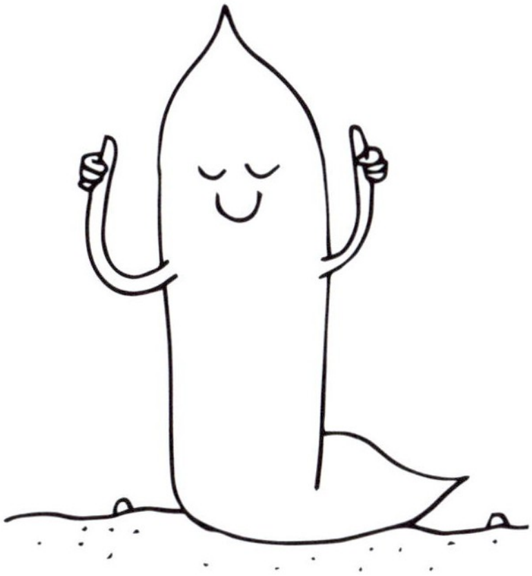

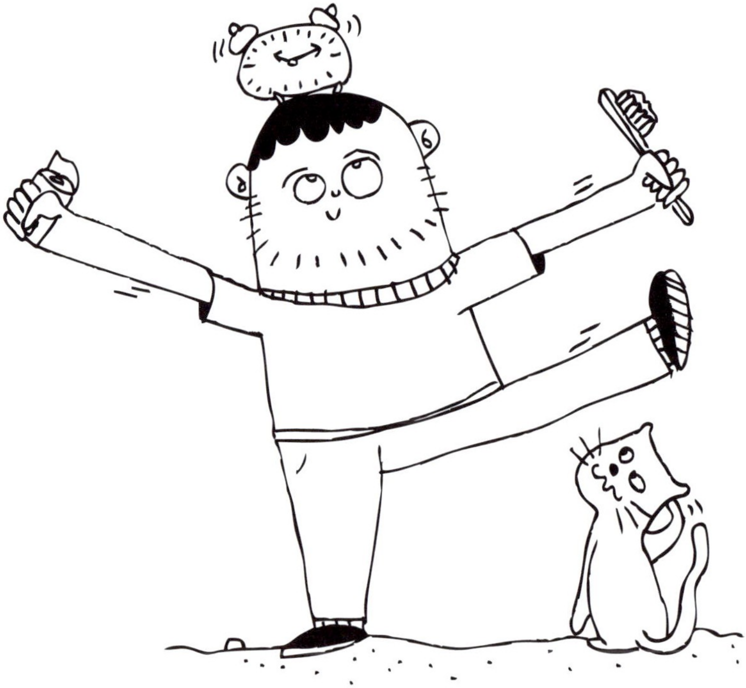

Les matières fécales devraient donc être éliminées deux fois par jour, sans odeur, bien moulées, de couleur brun clair et ne souillant pas l'anus au passage.

L'être humain est le seul animal sauvage sur terre à avoir besoin d'un réveille-matin, d'une brosse à dents et de papier toilette, compte tenu de sa mauvaise et détestable alimentation, de son stress et de sa mauvaise accommodation. Selon Walter Cannon et Hans Seylie, pionniers sur les effets des stress, il s'agit plutôt d'une mauvaise adaptation.

J'ajoute, en toute humilité face à ses sommités scientifiques, un petit bémol : je crois que, compte tenu de notre état de stress à tous les niveaux et des nombreuses nouvelles pathologies qui se développent malheureusement dans notre société dite « moderne et civilisée », il ne s'agit plus d'une adaptation mais bien plus d'une accommodation. En effet, nous ne pouvons pas dire que nous nous adaptons puisque ces mauvaises conditions engendrent des malaises divers. Nous nous accomodons juste.

De quoi est composé notre « caca » ?

Les trois quarts sont composés d'eau issue de notre alimentation, mais aussi de nos métabolismes cellulaires. Cette eau permet aux matières fécales de ne pas être déshydratées afin d'être évacuées facilement. L'eau est aidée par la présence de bile issue du foie et de la vésicule biliaire. Si la teneur en eau est insuffisante, les matières seront sèches et, au contraire, si elles sont trop hydratées, ce sera la diarrhée.

Sont également contenues dans les matières fécales de «vieilles» bactéries intestinales qui doivent être évacuées et remplacées par des nouvelles, plus jeunes et plus actives.

Des fibres alimentaires non digestibles sont également présentes.

Enfin, le «caca» contient des résidus et substances nocifs endogènes et/ou exogènes – tels que les médicaments, les différents colorants, pesticides, fongicides et produits environnementaux, mais aussi le cholestérol, les graisses ou les glucides (sucres) en excès... – qui seront transformés puis évacués par voie rectale et/ou urinaire.

La quantité de «caca»

Elle dépend bien entendu du volume alimentaire ingéré et des fibres insolubles composant le ou les repas. Ainsi, le volume des excréments quotidien peut-il doubler avec une consommation de légumes et de fruits et passer ainsi de 150 à 250 grammes, en moyenne, à 500-600 grammes....

La couleur idéale du «caca»

Quelle est la couleur idéale de nos matières fécales ? La réponse est simple : cela dépend de ce que vous avez mangé et b !.

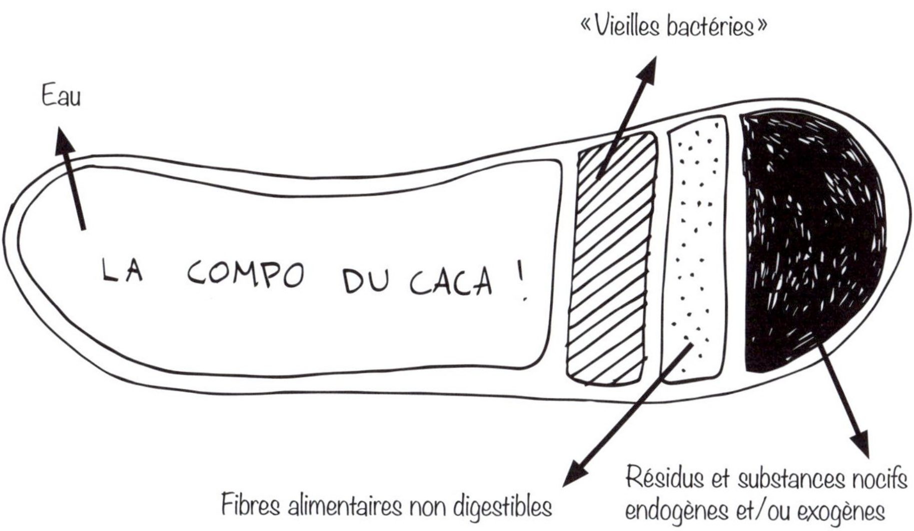

Elles peuvent varier du beige clair au marron foncé. Il faut également tenir compte d'un phénomène physiologique : l'hémolyse intravasculaire.

Notre moelle osseuse produit en permanence, grâce à l'érythropoïétine (EPO) d'origine rénale, des globules rouges, éléments indispensables pour capter de l'oxygène et rejeter le gaz carbonique d'origine cellulaire, mais aussi pour fixer le fer. Tous les 120 jours environ, nos globules rouges, dépourvus de noyau cellulaire et donc d'activité métabolique propre, ne reçoivent plus l'énergie nécessaire à «leur vie» et doivent donc être détruits, c'est ce que l'on appelle une hémolyse intravasculaire. Les déchets résultant sont alors phagocytés par notre système de défense (système réticulo-endothélial – SRE). Certains éléments sont recyclés pour resynthétiser de nouveaux globules rouges, d'autres vont jusqu'au foie pour y subir des transformations afin de «passer» au niveau intestinal et donner la couleur physiologique de nos matières fécales, et d'autres, *via* le sang, colorent nos urines.

La teinte de nos matières fécales nous renseigne donc sur ce phénomène d'hémolyse mais aussi sur certaines pathologies naissantes ou installées.

Des selles noires

Ainsi les selles noires peuvent nous renseigner sur la présence de sang coagulé provenant des organes en amont tels que l'estomac ou le duodénum, par exemple (signe d'ulcère ou de tumeur), alors que la présence de sang rouge sera peut-être le signe d'hémorroïdes internes et/ou externes, mais aussi de polypes (excroissances dans la lumière intestinale), d'ulcère ou de tumeur, ou bien mettra en évidence une colite ulcéreuse ou une maladie de Crohn. Il convient alors de consulter son médecin traitant qui pourra conseiller une coproculture (analyse des selles) avec bactériologie, parasitologie, mycologie et Hémoccult® (présence de sang). En fonction des résultats, le médecin pourra prescrire une coloscopie pour visualiser la présence de polypes et/ou de diverticules (sortes de hernies dans la muqueuse intestinale).

Certains facteurs peuvent aussi conditionner la couleur foncée des selles :

- l'hémolyse physiologique peut devenir pathologique, notamment au cours des ecchymoses où l'on peut voir la couleur du sang virer au vert puis au jaune, parce que dans ce cas précis les globules rouges sont cassés et subissent ainsi une hémolyse ;

- la consommation de fer entraîne la coloration des selles en noir mais, dans ce cas, il n'y a pas d'odeur nauséabonde ;

- la présence de sang dans les selles peut provenir de l'estomac, mais aussi de l'intestin grêle ou du côlon.

Cela dit, le sang n'est pas toujours visible à l'œil nu. Il faut consulter votre médecin traitant dès que vos selles présentent un aspect et/ou une couleur différents ou bizarres. Il vous prescrira des examens spécifiques tels qu'une coproculture avec recherche bactériologique, microbiologique et mycologique. Cet examen est à effectuer dans un laboratoire spécialisé dans les coprocultures.

Cependant, si ce n'est que votre papier toilette qui est taché, cela provient certainement d'hémorroïdes internes et/ou externes qui saignent après évacuation.

Mais là encore, soyez prudent, car il peut s'agir de lésions de la muqueuse anale. Dans tous les cas, consultez votre médecin traitant ou un coprologue.

Des selles jaune clair

Cette coloration jaune clair peut impliquer plusieurs explications.

Là encore, une consommation régulière et importante d'aliments contenant des pigments jaunes ou orangés (carotènes), tels que les carottes, les poivrons ou encore les abricots, peut colorer nos matières fécales. Mais en général ce phénomène ne dure pas.

Cette couleur peut aussi être due à une insuffisance ou à la mauvaise qualité des bactéries intestinales ou bien à un dysmicrobisme, c'est-à-dire une inversion entre les bactéries saprophytes (bénéfiques) dominantes et les sous-dominantes. C'est ce qui arrive en cas de prise d'antibiotiques.

Il peut s'agir également d'un problème hépatique avec une production trop importante de bile, mais aussi d'une mauvaise absorption des graisses par dysfonctionnement des sucs pancréatiques, par exemple. Il peut être question d'une infection par le giardia, parasite unicellulaire présent dans les eaux et les cours d'eau contaminés par les selles humaines ainsi que par les excréments des rats musqués, des chiens ou des castors.

Des selles gris clair

La couleur gris clair ou verte évoque un dysfonctionnement de la sphère hépatique et de la vésicule biliaire. Petit rappel : la bile, fabriquée par le foie, est stockée dans la vésicule biliaire pour ensuite être déversée dans l'intestin grêle afin d'émulsionner les graisses et de lubrifier le bol fécal.

Cependant, elle peut aussi s'expliquer par la consommation de chlorophylle qui est un pigment vert naturel notamment présent dans certains aliments tels que les épinards, mais aussi les algues comme la spiruline, la chlorella…

La consistance du « caca »

Selon l'échelle de Bristol – document relatif aux différentes consistances de nos selles publié en 1997 – **nos excréments sont répartis en 7 catégories (voir ci-contre).**

Toutes ces catégories mettent en lumière chacune un problème intestinal particulier dû soit à une alimentation défectueuse et non adaptée, soit à des problèmes de flore intestinale.

LE CONSEIL DU NATUROPATHE

Nos selles doivent-elles flotter ou tomber au fond de la cuvette des toilettes rapidement ? Observez ce phénomène. Si vos matières fécales s'enfoncent rapidement dans l'eau, c'est peut-être le signe que celles-ci contiennent encore des éléments nutritifs non digérés. Inversement, si elles flottent un certain temps c'est qu'elles enferment certainement des bulles de gaz provenant du bon travail des bactéries intestinales. C'est donc un bon signe de vitalité intestinale.

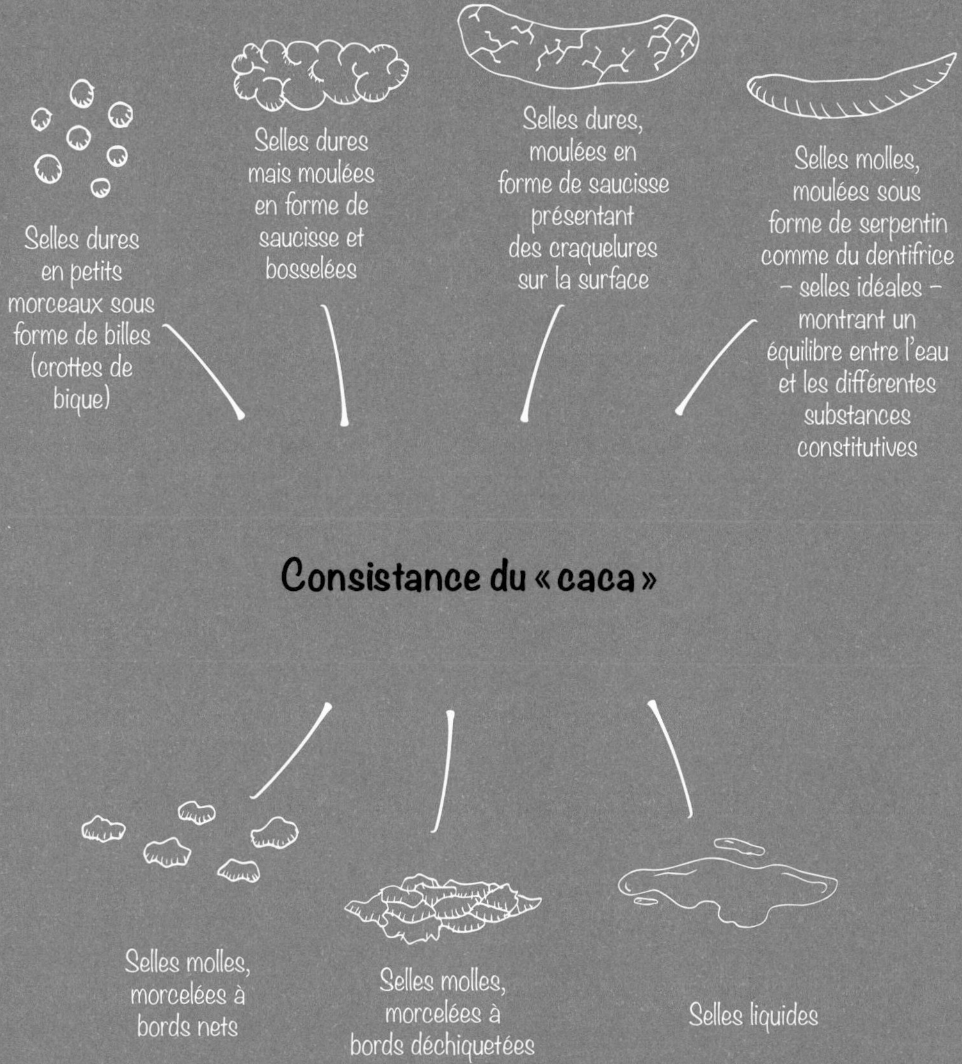
Selles dures en petits morceaux sous forme de billes (crottes de bique)
Selles dures mais moulées en forme de saucisse et bosselées
Selles dures, moulées en forme de saucisse présentant des craquelures sur la surface
Selles molles, moulées sous forme de serpentin comme du dentifrice – selles idéales – montrant un équilibre entre l'eau et les différentes substances constitutives
Consistance du « caca »
Selles molles, morcelées à bords nets
Selles molles, morcelées à bords déchiquetées
Selles liquides

La fréquence d'évacuation des matières fécales

Concernant ce point, plusieurs écoles s'opposent. Officiellement on pense que trois fois par semaine est suffisant et ne constitue pas une constipation. Il en est différemment de la naturopathie pour qui nous devrions avoir autant de selles que de repas comme les très jeunes enfants (ne les met-on pas sur le pot après chaque repas ?). Sans aller vers des extrêmes peu réalisables, une régularité d'une fois par jour et d'une certaine quantité et qualité (se sentir suffisamment vidé et avoir des matières fécales bien moulées) est conseillée et à rechercher pour qui veut se bien porter.

L'odeur du «caca»

L'odeur des matières fécales comme des gaz intestinaux est elle aussi tributaire du régime alimentaire et des phénomènes de putréfaction ou de fermentation. Ainsi, une alimentation carnée entraîne des putréfactions dans le côlon descendant (gauche) avec des odeurs plus ou moins importantes, alors qu'une alimentation à dominance végétale entraîne des matières abondantes et peu odorantes (côlon ascendant à droite).

Quelle est la position idéale pour déféquer : accroupi ou assis ?

Je m'inscris en faux contre le fait de rester assis et de lire les revues ou journaux laissés dans cet endroit exigu que sont les toilettes !

En consultation, j'ai connu un homme qui y avait installé la télévision... Je le suspecte de ne pas vouloir faire la vaisselle !

Nos toilettes actuelles sont trop «pratiques». C'est-à-dire que certaines personnes peuvent y rester plusieurs minutes voire y lire ou y fumer, parce qu'elles s'y sentent bien ! Et cela, même sans avoir envie d'évacuer !

Nos «petits coins» ne facilitent pas la défécation, car la position physiologique qui permet une évacuation normale de nos fèces est celle de l'accroupi et légèrement en avant.

Cette position accroupie est logique puisque :

- la position verticale incite à la sortie du bol fécal par la loi de la pesanteur ;
- notre diaphragme (muscle qui sépare le thorax de l'abdomen) monte et descend en fonction de nos respirations. Ainsi quand nous respirons «avec le ventre», notre diaphragme descend et comprime nos organes intestinaux favorisant de cette manière notre défécation ;
- quand nous sommes accroupis, une compression de nos organes intestinaux s'opère, permettant encore l'expulsion de nos excréments.

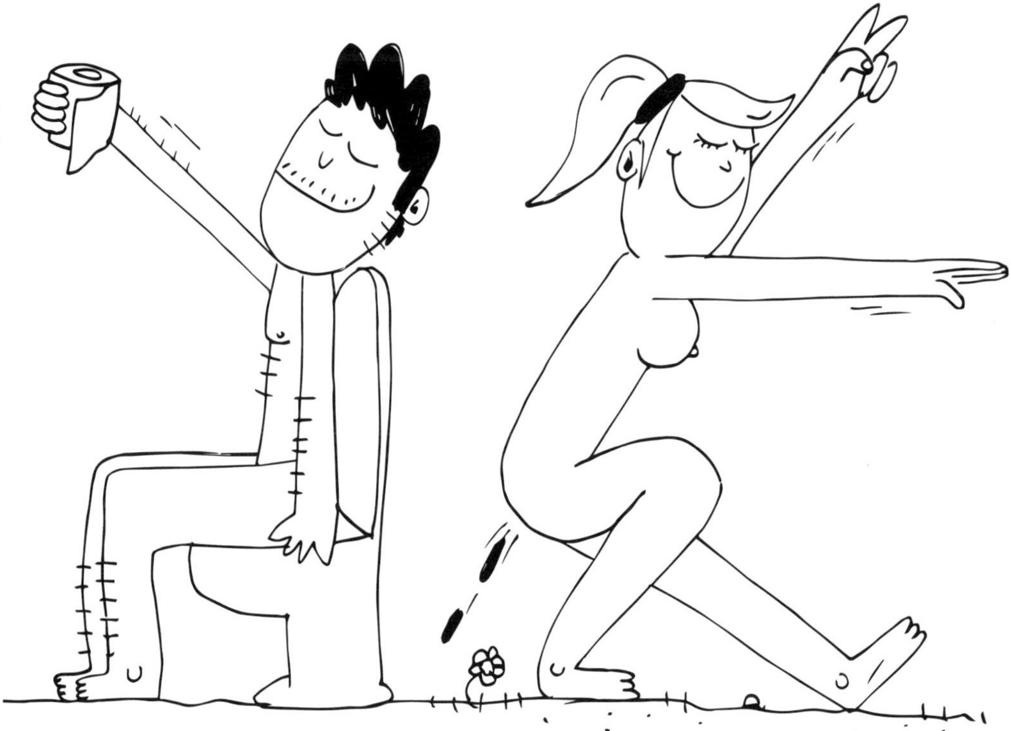

LES PATHOLOGIES ET LES « DÉSORDRES » CLASSIQUES

Les conseils naturopathiques qui suivent pour chaque désagrément intestinal ne sont que des éléments basiques pour qui veut acquérir une santé/vitalité authentique. Il est nécessaire que vous consultiez votre médecin traitant ou un praticien de santé naturopathe qui individualisera les conseils en fonction de certains éléments comme votre âge, votre constitution et votre tempérament, votre mode de vie, l'exercice physique que vous faites ou non...

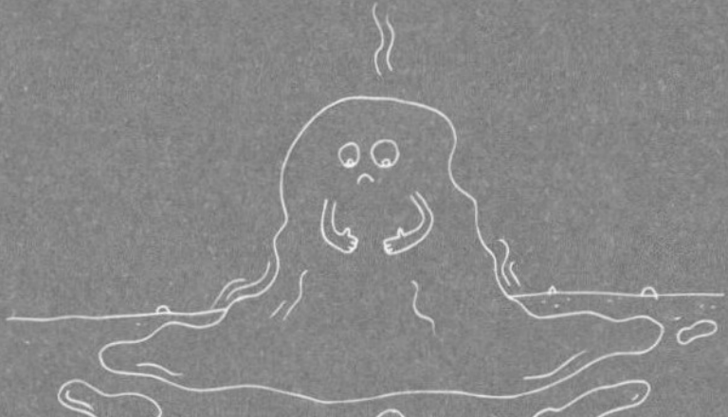

LES CONSTIPATIONS

Qui est touché ?

Au top 50 des médicaments en vente libre figurent les laxatifs, permettant à ceux qui ont des difficultés d'évacuation quotidienne d'avoir au moins une matière fécale journalière.

Ainsi un constipé sur deux se soigne seul, sans chercher la cause primaire de ce désagrément, cette faiblesse, et sans tenter une rééducation de la motricité intestinale.

Cependant, il faut dire haut et fort que les laxatifs sont des médicaments irritants pour nos intestins, même quand ils sont composés de plantes telles que le séné, la bourdaine, l'aloès… Cette irritation permanente peut engendrer de nombreuses pathologies telles que la colite, le cancer, la maladie de Crohn…

D'autant plus que ces produits irritants entraînent ce que l'on a l'habitude de nommer «la maladie des laxatifs», c'est-à-dire l'augmentation des doses et/ou le changement régulier des produits et/ou des plantes dans le but d'obtenir une action libératrice.

La constipation est une plainte quotidienne puisqu'elle concerne environ 36 % des Français, dont une majorité de femmes. Pourquoi ? Simplement parce que vous Mesdames, avez des activités et des préoccupations diverses.

La démonstration en encadré explique aussi pourquoi la constipation commence vers l'âge de 30 ans, rarement après 50 ans lorsque l'on est moins sensible aux questions sociales et qu'on pense que

Avec un peu d'humour, décryptons une journée banale d'une femme dans notre société moderne :

- Le matin, vous organisez le petit déjeuner pour toute la famille. Peut-être auriez-vous le désir et l'envie d'aller aux toilettes ? Or il vous est impossible de vous consacrer à ce moment d'intimité. Donc vous vous empêchez d'évacuer.
- Plus tard, si vous avez de nouveau envie d'aller à la toilette (comme disent nos ami(e)s belges), vous ne pouvez pas, car vous êtes alors dans les transports en commun (bus, RER, train…). Puis quand vous arrivez sur votre lieu de travail, peut-être aimeriez-vous vous poser, pour enfin vous libérer ? Mais ce n'est pas le moment ou le lieu idéal.
- En conclusion, vous vous empêchez d'aller à la selle pour des raisons sociales. C'est ainsi que vous, Mesdames, engendrez des constipations opiniâtres, car les matières non évacuées régulièrement vont stagner dans vos intestins, seront déshydratées et engendreront des «crottes de bique», c'est-à-dire des matières déchiquetées et peu nombreuses. Cela peut constituer ce que l'on a l'habitude de nommer les «constipations chroniques». On peut comptabiliser ici aussi ceux ou celles qui ne vont à la selle que deux à trois fois par semaine.

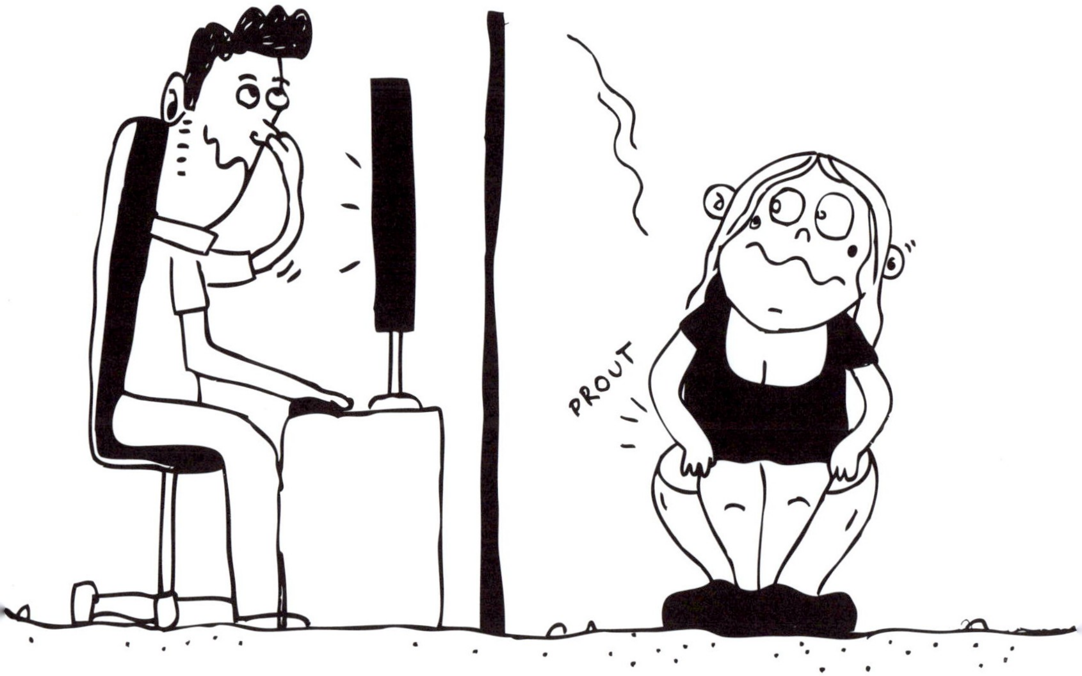

Comme dans tout immeuble moderne, les cloisons sont très minces, et donc les bruits et les odeurs perceptibles facilement !

chaque personne va à la selle… y compris le président de la République, le pape ou le directeur de votre entreprise !

À partir de quand est-on constipé(e) ?

On peut considérer que l'on est constipé(e) dès l'instant où l'on ne se sent pas vidé(e) correctement et, bien entendu, si l'on ne va pas régulièrement aux toilettes (au moins une fois par jour). Certaines personnes n'y vont que deux fois par semaine !

On peut également considérer que l'on est constipé(e) quand les matières fécales sont dures, peu abondantes et évacuées avec difficulté et douleur. On distingue ainsi deux sortes de constipation :

La constipation occasionnelle

Cette constipation ne dure pas dans le temps, mais peut devenir permanente si elle n'est pas traitée.

Certaines conditions la favorisent :
- en voyage ;
- lors de changements professionnels ;
- lors de changements alimentaires (d'équilibrés, les repas passent à des hamburgers et autres sandwichs…) ;
- la prise de médicaments tels que ceux

pour l'hypertension artérielle (HTA), les neuroleptiques, antidépresseurs, antiallergiques, antispasmodiques... ;
- le manque de volume fécal provoqué par un manque alimentaire ;
- le manque de fibre par manque d'aliments fibreux (fruits, légumes...) ;
- la présence d'hémorroïdes (en toute logique, celles-ci peuvent entraîner une rétention des matières fécales par peur des douleurs occasionnées) ;
- un fécalome, c'est-à-dire une accumulation dans le rectum d'un important volume de selle desséchée, comme peuvent le constater les infirmières chez les personnes alitées de manière prolongée, chez les personnes âgées, ou encore lors de prises médicamenteuses tels que les pansements intestinaux ou ceux prescrits dans des troubles psychiatriques.

La constipation permanente

Ses causes sont variées et beaucoup plus nombreuses.

Elles peuvent remonter à la petite enfance, notamment dans le cas de maladies congénitales, de côlon trop long (mégacôlon) ou de villosités empilées les unes sur les autres (dolichocôlon). Sans omettre les conditions que rencontrent nos chers chérubins quand, à l'école, ils veulent aller à la selle :

- les toilettes sont sales ;
- ce n'est ni l'heure ni le moment (selon l'instituteur ou l'institutrice) ;
- le papier toilette fait défaut ;
- les portes ne ferment pas correctement.

Il peut s'agir aussi de constipations spasmodiques – les spasmes empêchant la progression du bol fécal – liées à du stress et/ou des anxiétés.

On peut également rencontrer des constipations atoniques dues à un manque de vitalité intestinale, le plus souvent à cause d'une absence d'exercice physique et d'un régime alimentaire mal adapté.

Certaines causes endocriniennes et métaboliques peuvent aussi expliquer ces constipations, comme :

- une insuffisance pancréatique par manque de sécrétion enzymatique ;
- une hypothyroïdie ou une hyperthyroïdie par ralentissement ou accélération des métabolismes cellulaires ;
- un diabète par manque de production cellulaire énergétique.

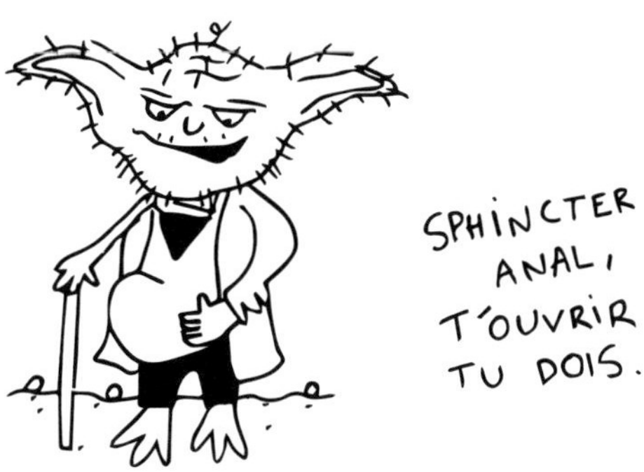

Certaines causes neurologiques telles que la paraplégie, la sclérose en plaques, les troubles vasculaires cérébraux, les tumeurs cérébrales… peuvent être des causes primaires et/ou secondaires de constipations. De même que certaines lésions digestives dues à des cancers du côlon, du rectum ou de l'anus.

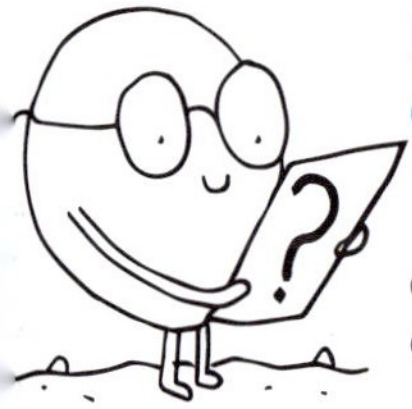

Les principales causes de ce désagrément

Quelles peuvent être les causes fondamentales de cette constipation ?

- L'alimentation raffinée et manque de fibres végétales.
- L'anxiété, le stress.
- Le manque d'exercice physique.
- L'hydratation en eau insuffisante.
- L'abus de laxatifs.
- Des séquelles de dysenterie amibienne provoquant des diarrhées dues à la présence de certains parasites.
- Des problèmes de flore intestinale,dus, par exemple, à la prise d'antibiotiques.
- Une médication de confort (pilule, antidouleur, anti-inflammatoire…).
- Le manque de bile, qui entraîne un manque de lubrification.
- Une mastication insuffisante.
- Un voyage (la constipation occasionnelle peut devenir constante).
- L'état des toilettes, publiques notamment.
- Une allergie alimentaire (lactose et gluten, par exemple).

Avant toute affirmation d'allergie, il importe de faire des recherches biologiques de confirmation, notamment concernant les immunoglobulines E ainsi qu'une catégorie de globules blancs : les éosinophiles. On pourra également tester les anticorps antitransglutaminases IgA et IgG.

Il est aussi possible de supprimer tous les aliments contenant du lactose et du gluten pendant 1 mois et de constater si l'on se sent mieux physiquement et psychologiquement, plus dynamique, moins ballonné. Si vos selles sont plus aisées, mieux moulées et moins odorantes, cela peut indiquer que vous avez bien une intolérance à ces éléments ; intolérance due peut-être à un déséquilibre de votre flore intestinale causée elle-même par une mauvaise alimentation, une mauvaise mastication, une prise d'antibiotiques ou autres médicaments.

LE CONSEIL DU NATUROPATHE

Bien entendu, si vous constatez la présence de sang rouge ou noir dans vos matières fécales et ceci de manière inhabituelle et chronique, il faut immédiatement consulter votre médecin traitant ou référant, qui prescrira une coloscopie de vérification. Cette présence de sang constitue pour les praticiens de santé naturopathe une exclusion impérative.

Si, en plus de la constipation chronique et opiniâtre, vous avez :

- de la fièvre ;
- une inflammation des diverticules provoquant des douleurs intenses comme dans le cas d'une appendicite ;
- des douleurs intenses et insupportables pouvant être le signe d'une occlusion ;
- des vomissements.

Il s'agit d'une urgence, foncez à l'hôpital !

Ne pas pouvoir évacuer, c'est retenir. Retenir quoi ?

Retenir ses pensées secrètes et dissimulées, comme le côlon retient ses excréments. Mais retenir, c'est périr et cela entraîne une auto-intoxication. Le fait d'être bloqué(e) dans sa parole précède aussi le fait d'avoir des blocages dans le processus de digestion.

Des activités recommandées

Une marche rapide d'une demi-heure à une heure par jour est un bon exercice s'il est régulier. Bien entendu, pour ceux qui le souhaitent, la pratique du vélo, en abaissant légèrement la selle pour permettre un autobrassage des viscères ne peut être que positive pour combattre la paresse intestinale.

Il est aussi possible de faire des respirations abdominales le matin au lit, les jambes repliées. Cela consiste à respirer en gonflant le ventre. Ce gonflement est le résultat d'un abaissement du muscle diaphragmatique qui sépare la cage thoracique et l'abdomen. En s'abaissant au cours de cette respiration, ce muscle permet une compression des organes situés dessous, et exécute un brassage des viscères, facilitant ainsi la défécation.

Quelques autres techniques pour aider les constipé(e)s

- Prendre un bain chaud le soir pour aider la fonction hépatique et se détendre de sa journée de travail (une méthode qui possède donc plusieurs vertus !).
- Aller aux toilettes tous les matins à heures fixes, même sans envie, y compris le week-end, car cela permet de déconditionner et reconditionner la personne constipée. Pour accentuer le processus de compression, vous pouvez mettre des gros livres sous vos pieds ou des figurines au sol afin de tenter de les attraper. C'est bien cette méthode que nous utilisons avec nos enfants quand, après les repas, nous les mettons sur le « pot » et que nous jouons avec eux aux « petites voitures » : ils se penchent vers l'avant et facilitent ainsi la délivrance de leur « caca ».
- Ensuite, il est aussi nécessaire de régler les problèmes liés à des états psychologiques particuliers passés comme ceux rencontrés à l'école (voir page 56).
- Pour ceux et celles qui, malgré tous ces conseils basiques et logiques, continuent à être constipé(e)s, il existe une technique très prisée des naturopathes : la douche rectale (voir ci-contre).
- Une autre solution est de réensemencer notre flore intestinale en prenant des probiotiques et/ou des prébiotiques. De quoi s'agit-il ? Les probiotiques sont des bactéries vivantes qui réensemencent le microbiote intestinal. On peut les trouver dans les laits fermentés ou en compléments alimentaires. Les prébiotiques, quant à eux, sont des fibres nommées FOS (fructopolysaccharides) qui alimentent notre flore pour l'entretenir. On en trouve majoritairement dans certains fruits et légumes tels que les oignons, les bananes, les asperges…

La douche rectale

Il s'agit d'un acte réflexe sans aucune contre-indication. Cette douche rectale se pratique avec un nécessaire à lavement, c'est-à-dire une sorte de poche permettant de recueillir de l'eau du robinet. Bien entendu, si vous avez de grosses hémorroïdes ou fistules, vous aurez du mal à introduire la canule. Soyez prudent également en cas de nécrose d'une portion de la partie finale du côlon liée à une radiothérapie, par exemple.

Normalement, les matières fécales sont acheminées grâce à la lubrification de la bile et l'eau contenue dans notre côlon jusqu'à la partie terminale de ce gros intestin qui présente un renflement : l'ampoule rectale (lorsque cette ampoule rectale est remplie de matières fécales, cela se nomme « le sentiment de plénitude » !). À ce stade, un influx nerveux informe notre cerveau de l'envie de déféquer et d'évacuer ce qui la remplit. Le cerveau ayant reçu cette information, il nous reste la possibilité de commander mentalement notre sphincter anal pour autoriser ou non la sortie de ces matières fécales. C'est ce phénomène naturel que l'on apprend à nos jeunes enfants pour les rendre « propres ».

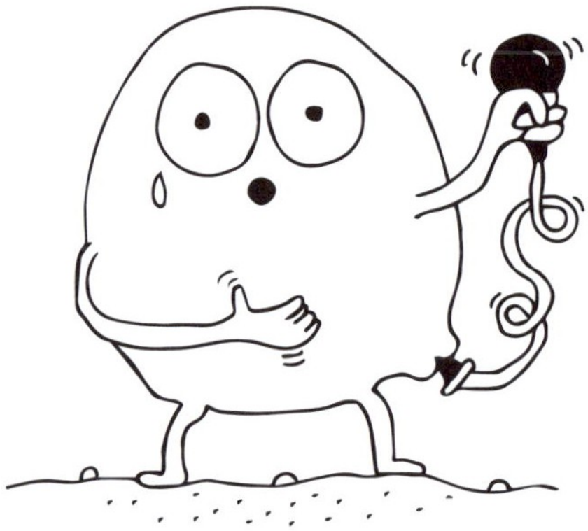

Dans la pratique naturelle de la douche rectale, on recompose cette réactivité. La poche, permet d'envoyer de l'eau (100 à 150 g d'eau tiède du robinet) dans l'ampoule rectale qui informe notre cerveau de cette présence. La finalité est de provoquer l'acte réflexe qui consiste à évacuer l'eau présente dans l'ampoule rectale tout en attirant les matières fécales et les gaz situés en amont.

Cet acte réflexe permet de rééduquer certains mécanismes innés mais perturbés qui sont à l'origine de certaines constipations.

LE CONSEIL DU NATUROPATHE

- La première chose à faire est d'augmenter votre ration d'aliments à fibres tels que les fruits, les légumes et les céréales, qui facilitent la formation du bol fécal et ont ainsi une action préventive contre le cancer.
  Cependant, attention à la consommation excessive de son et de fibres insolubles qui peut être source d'inflammation du côlon et responsable d'une malabsorption du calcium.

  «Tout est poison, rien n'est poison, seule la dose compte», disait Paracelse (1493-1541). Ainsi, consommer intelligemment des abricots, bettes, aubergines, carottes, choux, chicorées, épinards, citrouilles, céréales complètes ou semi-complètes, figues, fraises, laitues, mâches… est excellent, mais soyez à l'écoute de la réactivité de vos intestins (ballonnements, gaz intestinaux, douleurs…).
- Ensuite, buvez davantage d'eau de source (1,5 à 2 litres) par jour ou des infusions sans sucre ni miel telles que le cassis, la prêle, le romarin, la mauve. Consommez-les le matin au petit déjeuner et mettez-les dans une Thermos pour boire dans la journée. Le manque d'eau peut en effet entraîner un ralentissement du transit.
- Boire un grand verre d'eau tiède le matin à jeun peut avoir un effet provocateur et «starter» des mouvements intestinaux (péristaltisme). C'est ainsi que certaines personnes vont systématiquement à la selle après avoir bu leur café matinal.
- Une autre bonne habitude à prendre est de bien mastiquer les aliments. Pour cela, il est important de vérifier votre dentition régulièrement et d'apprendre à consacrer du temps à vos repas.
- Manger chaque jour des crudités assaisonnées d'huile d'olive, de colza ou de cameline est également un bon réflexe (veillez à la présence d'aliments crus à chaque repas, en fonction de l'état de vos intestins, pour apporter des enzymes, vitamines et minéraux).
- Manger quelques pruneaux trempés dans de l'eau la veille au soir peut aussi aider à la défécation quotidienne.
- Pensez aussi à pratiquer une monodiète – par exemple de compote de pommes sans sucre ou de légumes cuits vapeur ou de pommes de terre – un soir ou deux, ou encore une journée entière ou deux par semaine. La monodiète permet d'éviter certains mélanges alimentaires qui peuvent être pénibles à digérer, mais également de laisser notre tube digestif au repos. De plus, certains aliments tels que la compote de pommes peuvent avoir une action intestinale et hépatique. Cette action se constate facilement sur les très jeunes enfants chez qui la compote de pommes ingérée se retrouve dans les couches quelques heures après !
- Enfin, il est important, pour qui veut avoir des matières fécales régulières, de pratiquer une activité physique. Celle-ci devra tenir compte de votre âge, de votre disponibilité et de votre désir.

LES DIARRHÉES

Une brève définition

La diarrhée se produit en cas d'accélération du transit intestinal. Les liquides qui composent nos matières fécales sont alors mal réabsorbés et les selles deviennent molles, liquides ou pâteuses, semblables aux bouses de vache. Cet état a été mis en évidence par le Dr Catherine Kousmine qui a pu ainsi déterminer que si nos matières fécales stagnent trop longtemps dans notre intestin, il y a réabsorption de l'eau.

On distingue :
- les diarrhées aiguës, qui durent en général moins de 24 heures. Elles peuvent être dues à un excès alimentaire, à des médicaments, à des plats avariés, au stress, à un coup de chaleur ;
- les diarrhées chroniques, qui durent plus de 48 heures et peuvent être le signe d'une maladie grave.

Attention ! Chez les nourrissons, si la diarrhée dure depuis 24 heures et entraîne une perte de poids supérieure à 10 % de la masse corporelle, il est urgent de consulter.

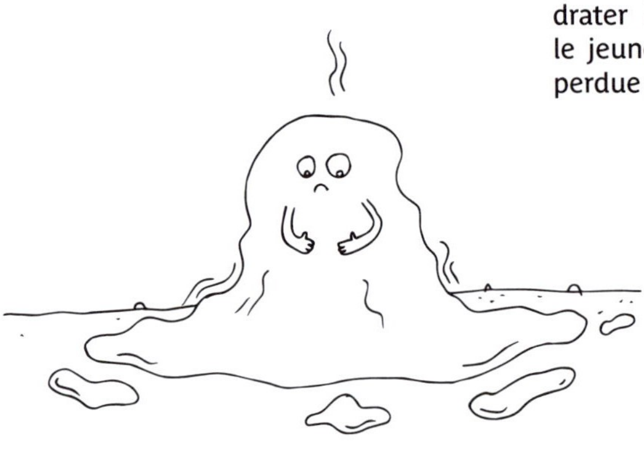

Cela peut être le signe d'une déshydratation. Celle-ci se produit très rapidement chez les nourrissons.

Les principales causes de ce désagrément

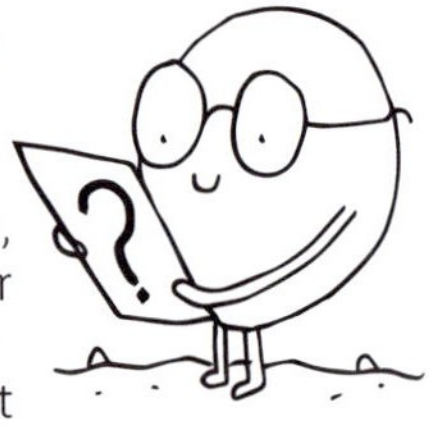

Tout comme le Dr House, essayez de vous interroger sur les causes de cette diarrhée :
- le stress quotidien, présent sous toutes ses formes ;
- l'alimentation (voir pages 62-63) ;
- certaines pathologies, dont les maladies intestinales, notamment la rectocolite hémorragique (RCH) ;
- une intoxication alimentaire avec, par exemple, la présence de légionellose ou de salmonellose ;
- une allergie, au gluten ou alors au lactose, par exemple ;
- une perturbation de la flore intestinale due à l'ingestion de différents sucres raffinés, aux produits laitiers ou encore aux médicaments.

Important : il faut absolument réhydrater l'organisme chez le vieillard et le jeune enfant afin de remplacer l'eau perdue par l'organisme.

LE CONSEIL DU NATUROPATHE

En cas de diarrhée aiguë

En premier lieu, faites une diète hydrique d'au moins 2 litres d'eau par jour pour éviter la déshydratation. Privilégiez pour cela l'eau de source, les tisanes, l'eau de cuisson des légumes et l'eau de cuisson du riz blanc.

Ensuite, mangez des carottes. Attention ! elles produisent quelquefois l'effet inverse (accentuation de la diarrhée), notamment chez le nourrisson. Les mamans connaissent bien ce phénomène contradictoire.

Enfin, prenez 3 à 4 pommes pelées et râpées réparties sur la journée. La pectine a un effet modulateur sur le transit et absorbe l'excès d'eau produit par l'intestin.

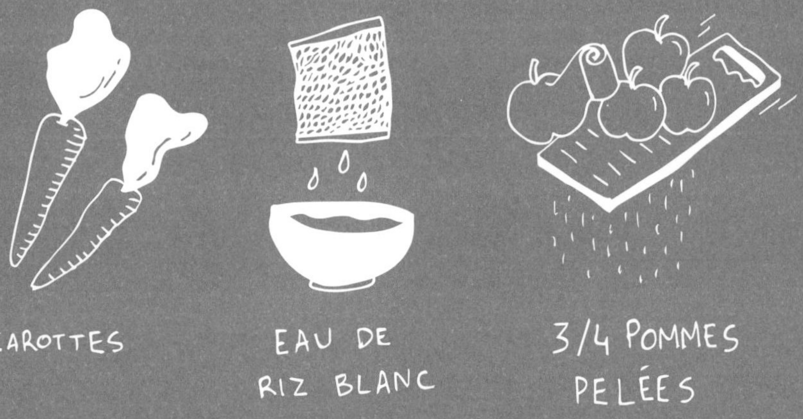

Quand vos selles sont à nouveau moulées, vous pouvez revenir à une alimentation habituelle en tenant compte des conseils indiqués ci-dessous relevant du bon sens et de la logique.

En cas de diarrhée chronique

Adaptez l'alimentation à votre goût ou vos sensibilités, en privilégiant les pommes pelées râpées, les yaourts, la cuisson sans corps gras, des repas simples et une bonne mastication. Attention aux cuissons et aux aliments trop chauds ou trop froids qui, chez certains sujets fragiles, peuvent être des éléments déclencheurs de diarrhée ! Et suivez les indications ci-dessous.

- Limitez le grignotage entre les repas.
- Stoppez toute mastication de chewing-gum.
- Évitez les repas trop lourds et importants.

- Mettez de côté les boissons gazeuses qui accélèrent le transit intestinal.
- Oubliez aussi pendant un temps le café, les pruneaux et les figues, qui ont une action laxative.
- Réduisez la consommation de viande rouge et préférez les volailles ou les poissons cuits à la vapeur.
- Proscrivez le gluten et donc le seigle, l'avoine, le blé, l'orge...
- Évitez les fruits et légumes riches en fibres tels que le melon, la pastèque, le céleri, les haricots verts, le poireau, la rhubarbe, le cresson, ainsi que toutes les légumineuses : haricots secs, pois cassés, lentilles, fèves, soja en grains, pois chiches, cacahuètes...
- Bannissez les aliments dits gazogènes tels que les aliments soufrés comme le poireau, les oignons, le radis noir, l'artichaut, les navets...
- Prenez vos repas à heures fixes, dans le calme et mastiquez correctement.
- Buvez en dehors des repas et très peu durant les repas.
- Consommez des fruits bien mûrs.
- Respectez les mélanges alimentaires et consommez les fruits en dehors des repas. En effet, certains mélanges tels que steak et frites ou encore viandes rouges et céréales constituent des ralentisseurs de digestion et de transit intestinal parce que tous ces aliments ne se digèrent pas tous au même endroit.
- Privilégiez le pain de campagne semi-complet et légèrement grillé (pour une meilleure digestion).
- Choisissez plutôt des céréales semi-complètes.
- Consommez des pommes de terre en purée ou en robe des champs, du potiron ou de la courge. Faites-les cuire à la vapeur et préparez-les sous forme de purée.
- Mangez léger pendant 24 heures, puis rééquilibrez progressivement l'alimentation avec du riz cuit à l'eau ou des carottes, avant de réintroduire progressivement des légumes et des fruits cuits à la vapeur.

En général

- Faites une cure de 8 jours par mois de charbon végétal et réensemencez votre flore intestinale avec des probiotiques (voir page 58).
- Recherchez les aliments qui dérèglent votre transit en supprimant peu à peu certains composants de votre assiette. C'est une véritable enquête... policière !
- Regardez chaque jour vos matières fécales, elles vous apportent des renseignements précieux (voir pages 46 à 48).

LES COLITES

Késako ?

Cette maladie n'est pas liée à une lésion organique, mais est due à des contractions irrégulières et à une paresse du côlon qui empêchent ainsi le bol alimentaire de progresser normalement.

La digestion est plus lente, plus difficile, entraînant des selles irrégulières (constipation et/ou diarrhée), des ballonnements, des flatulences et des nausées. Ces douleurs sont indépendantes des repas, ont souvent lieu le matin au réveil, et sur un terrain nerveux et/ou anxieux. Ce qui est tout à fait normal, puisque le sujet anxieux présente généralement une petite déprime obsessionnelle, de l'asthénie matinale, des douleurs au ventre avec tachycardie, palpitation, transpiration et nausées.

Qui est responsable ?

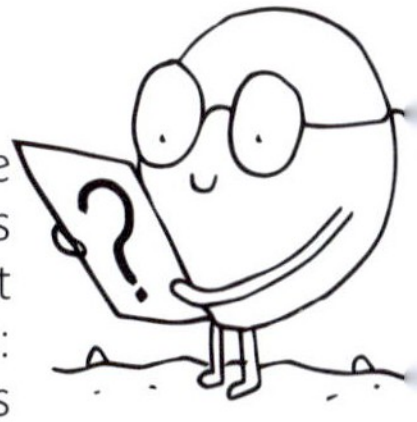

Là encore il convient de rechercher peu à peu les éléments qui occasionnent ces problèmes désagréables :

- les stress psychologiques (anxiété et contrariété) forment l'un des facteurs fondamentaux déclencheurs de colite ;
- l'excès d'aliments riches en fibres (légumes, fruits, céréales...), mais aussi de légumineuses ainsi que d'aliments raffinés, chimiques et frelatés ;
- une mastication défaillante ;
- une consommation d'eau insuffisante ;
- l'abus de laxatifs même naturels (aloés, bourdaine, séné, casse) ;
- une dysenterie amibienne ;
- la médication outrancière telle qu'une antibiothérapie préventive ;
- une mauvaise ambiance durant les repas ou après une discussion houleuse.

Rappel : ces quelques conseils devront être individualisés en fonction du bilan de vitalité complet.

LE CONSEIL DU NATUROPATHE

Il est indispensable que votre naturopathe envisage une prise en charge psychologique. Vous devrez réduire les contrariétés ou encore les situations stressantes ou anxiogènes.

- Favorisez un régime d'aliments cuits, sans fibres, car ce sont ces fibres qui enflamment le côlon. Évitez ainsi les crudités et consommez des jus de fruits et/ou de légumes qui ne contiennent plus de fibres irritantes, mais apportent néanmoins des vitamines, minéraux et enzymes.
- Évitez les aliments complets même issus de l'agriculture biologique comme le riz ou les pâtes qui sont des aliments irritants pour des intestins fragiles.
- Pratiquez une monodiète de riz blanc ou de quinoa additionné de condiments et d'aromates, c'est-à-dire consommez un seul aliment au cours d'un repas, par exemple le soir.
- Privilégiez la consommation de fromage non fermenté (tels que chèvre et brebis, par exemple) et évitez les produits laitiers de vache.
- Les œufs, le poisson, les volailles seront une très bonne source de protéines.
- Consommez trois ou quatre amandes au début des repas, car elles contiennent une enzyme, l'amylase, qui permet une prédigestion des glucides et amidons.
- Suivez un régime dissocié (c'est-à-dire sans mélange explosif ; voir l'explication ci-dessus) entre protéines et glucides, qui favorisera la digestion et l'autoréparation de la muqueuse.
- Veillez à bien mastiquer les aliments et donc vérifiez l'état de votre dentition qui, lorsqu'elle est défaillante, est responsable de désagréments intestinaux.
- Si possible, jeûnez un ou deux soirs par semaine. Cela permettra un repos de votre système digestif et donc une meilleure réparation de votre muqueuse intestinale. Si vous ne pouvez pas jeûner, faites une monodiète de jus de légumes, à boire assis et en conscience, ou encore une monodiète de céréales douces (quinoa, semoule), qui ne sont pas ou peu irritantes.
- Limitez ou évitez le café, le thé noir, les alcools forts, le sucre et le chocolat.

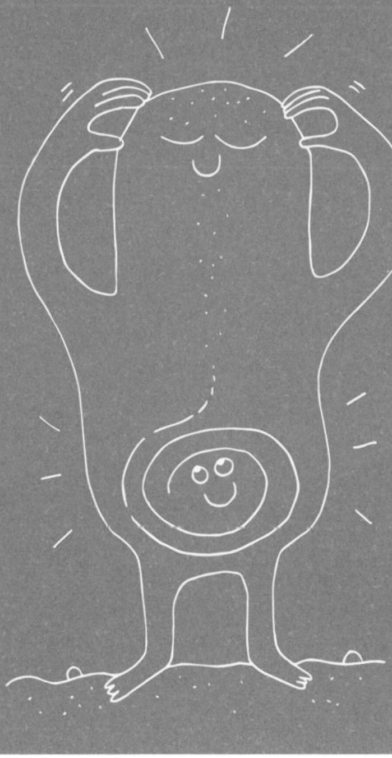

- Évitez les jus de légumes lacto-fermentés, car il y a déjà suffisamment de fermentations intestinales.
- Privilégiez certains légumes comme les pommes de terre, les châtaignes, les patates douces, les potimarrons, les bananes plantain, les aubergines, les courgettes.
- Veillez à ne pas boire ni trop ni trop peu au cours des repas. Évitez les eaux gazeuses.
- Supprimez le chewing-gum.
- Pratiquez des exercices abdominaux et respiratoires permettant un bon maintien des organes digestifs et une meilleure expulsion des gaz intestinaux, ainsi qu'une respiration diaphragmatique qui permet l'expulsion de 90 % des gaz.
- Supprimez les laxatifs, ils irritent la muqueuse intestinale.
- Pratiquez une coproculture afin de vérifier l'état de votre flore intestinale.
- Apprenez à aimer votre ventre/vos intestins, «le sourire à l'intérieur» selon les taoïstes.
- Ressentez la chaleur du ventre.
- Gérez le stress autant que possible.
- Prenez un bain chaud aux environs de 39-40 °C le soir avant le coucher pendant une demi-heure.
- Pratiquez une douche rectale (voir page 59).
- Placez une bouillotte chaude sur votre ventre.
- Prenez un verre d'eau tiède le matin.
- Veillez à ne pas être constipé(e) et allez aux toilettes à heures fixes (voir pages 54 à 60).
- Envisagez avec votre médecin traitant d'effectuer une cure thermale.
- En présence de nombreux gaz et ballonnements, prenez un peu de charbon végétal (vous en trouverez dans les magasins spécialisés en nutrition).
- Déposez quelques gouttes d'huiles essentielles chémotypées (HECT) de basilic et/ou d'estragon (antispasmodiques) sur votre ventre et/ou sur un comprimé neutre, à avaler.

LES GASTRITES ET LES ULCÈRES À L'ESTOMAC

De quoi s'agit-il ?

La gastrite est une inflammation qui touche l'estomac. Quant à l'ulcère digestif, il s'agit d'une plaie de la paroi digestive. Cette maladie est très fréquente, puisqu'elle touche près de 10 % de la population dans les pays industrialisés. Par ailleurs, les hommes sont deux fois plus atteints que les femmes, parce qu'ils gèrent le stress de façon différente.

La plupart du temps, il s'agit d'un ulcère stomacal ou duodénal, dû à l'agression de la muqueuse par les sucs acides.

Quelles en sont les causes ?

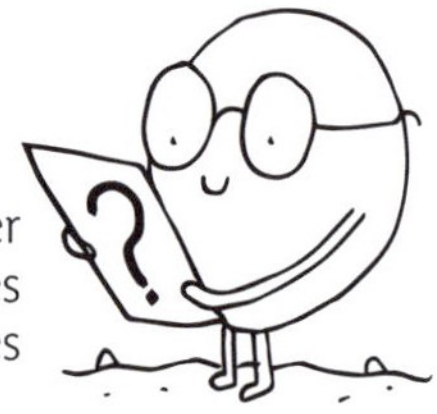

On peut tenter de trouver une explication à ces ulcères ou gastrites parmi les causes suivantes :

- des raisons génétiques ;
- des raisons nutritionnelles ;
- le tabagisme, qui aggrave la sécrétion digestive acide ;
- l'alcool ;
- le stress, notamment quand on rumine sans cesse ;
- certains médicaments ;
- la consommation excessive d'épices, d'acides et de chewing-gum ;
- la mauvaise mastication ou le manque de mastication (due peut-être à un problème dentaire) ;
- l'alimentation trop chaude ;
- de mauvais mélanges alimentaires ;

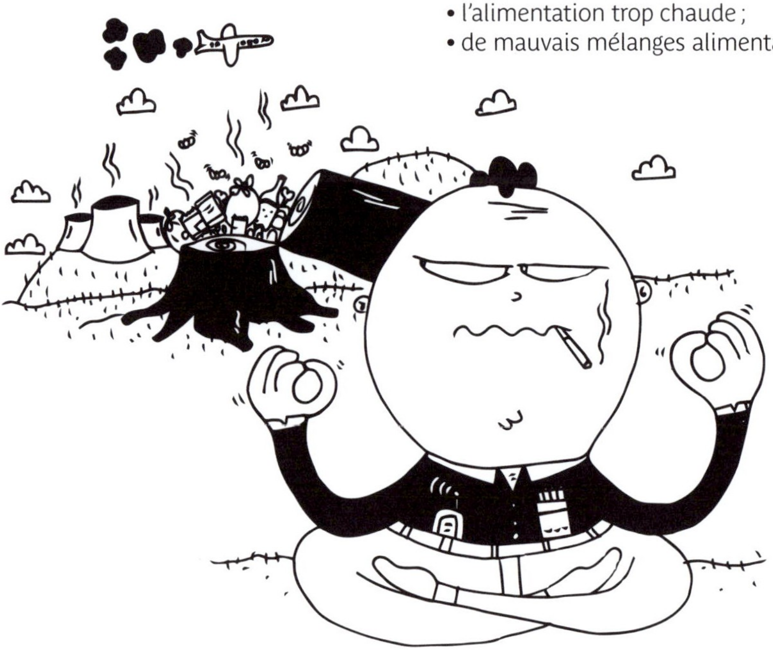

- une raison bactérienne : l'*Helicobacter pylori* contribuerait à la formation de l'ulcère. La découverte de la responsabilité de ce microbe dans cette pathologie a valu le prix Nobel de médecine à deux chercheurs. Mais on ne s'est pas posé la question de savoir pourquoi cette bactérie s'installait. Or, vraisemblablement, il ne peut s'installer que si vous possédez un terrain favorable.

Y a-t-il des signes annonciateurs ?

Voici les signes que vous pouvez repérer :
- des brûlures et des remontées acides très désagréables ;
- des vomissements ;
- une douleur calmée par la prise d'aliments, surtout par des aliments anti-acides tels que le lait (cette douleur revient après les repas).

LE CONSEIL DU NATUROPATHE

- Corrigez votre alimentation (voir les chapitres précédents).
- Supprimez ou limitez l'eau gazeuse.
- Prenez des repas légers et à heure fixe.
- Diminuez ou supprimez la consommation de tabac.
- Évitez les alcools forts et préférez-leur un bon vin rouge bio, mais surtout ne buvez pas à jeun pour éviter une agression de la paroi stomacale ou duodénale.
- Limitez ou supprimez le café : la caféine stimule la sécrétion acide.
- Limitez les épices et préférez les aromates.
- Supprimez les aliments acides (agrumes, tomates cuites, ananas, épinards cuits, oseilles, café, thé, alcool, sucre, chocolat, limonade, sodas…).
- Supprimez le chewing-gum, qui entretient la production des sucs stomacaux même en l'absence d'aliments.
- Évitez les aliments trop chauds.
- Veillez impérativement à bien mastiquer, et donc à prendre soin de votre dentition.
- Pratiquez la relaxation (bain chaud, massages, respiration).
- Cherchez à verbaliser vos pensées, afin d'éviter la rumination. Ne dit-on pas dans le langage populaire « que l'on a gardé quelque chose sur l'estomac » ?

LES CANDIDOSES

Les candi-quoi ?

Il s'agit d'un envahissement pathologique de notre organisme par le *Candida albicans*, un champignon de type levure. Les candidoses sont des maladies insidieuses qui touchent actuellement près de 60 à 70 % de la population française. Non traitées, elles peuvent entraîner de graves conséquences, notamment sur notre système immunitaire.

Le *Candida albicans* est normalement présent dans la composition de notre flore intestinale. C'est un élément saprophyte, c'est-à-dire physiologique, mais qui est maîtrisé car en quantité réduite sous forme de flore sous-dominante. Si cet élément se multiplie, il devient pathogène car non contrôlé.

Il s'agit là encore d'un déséquilibre de notre microbiote (flore intestinale), qui peut altérer notre santé/vitalité sur tous les plans (physique, mental et spirituel). S'il n'est pas contrôlé par une meilleure gestion de la flore par un réensemencement intestinal, ce champignon peut envahir tout le tube digestif et être source de problèmes au niveau de la bouche (muguet, aphtes...), mais aussi, après passage dans le sang, se propager dans tout notre organisme et provoquer, par exemple, des mycoses à répétition et chroniques.

On connaît le rôle et l'importance de cette flore physiologique qui comprend 100 000 milliards de bactéries (voir page 35) et qui peut fragiliser la muqueuse intestinale et ainsi favoriser la perméabilité intestinale et les allergies ou intolérances diverses.

Les principaux signes

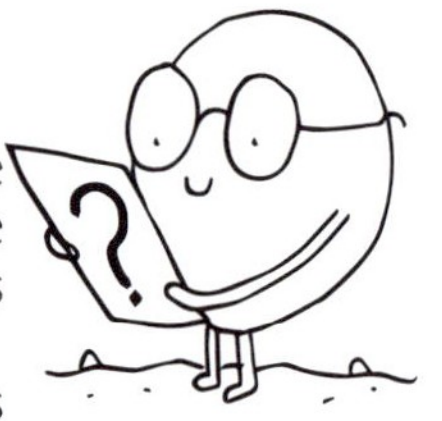

Les signes pouvant faire supposer la présence de *Candida albicans* sont les suivants :

- l'envie de consommer des aliments sucrés ;
- un prurit, notamment du cuir chevelu et du dos, mais aussi des oreilles, de l'anus et du vagin ;
- la présence d'aphtes et/ou d'autres affections buccales ;
- les fatigues et somnolences qui surviennent sans explication ;
- des allergies ;
- l'irritabilité ;
- des maux de tête inexpliqués ;
- une dépression et une anxiété sans causes primaires ;
- la sensation d'être comme « à côté de ses pompes » ;
- des étourdissements non expliqués ;
- une perte de mémoire soudaine ;
- une alternance entre constipation et diarrhée ;
- une digestion longue avec ballonnement et gaz intestinaux odorants ;
- une miction urinaire brûlante ;
- des mycoses vaginales, cutanées, voire les mycoses au pied interdigitales par modification de la flore intestinale ;
- des hémorroïdes ;
- l'obésité.

Toutes les pathologies intestinales comme, par exemple, les vers intestinaux, les douleurs, la production importante de gaz intestinaux et les lenteurs digestives trouveront leurs solutions dans une réforme générale alimentaire (voir le chapitre page 71).

LE CONSEIL DU NATUROPATHE

- Évitez les aliments qui favorisent l'implantation du *Candida albicans* :
  - les aliments sucrés (sucre blanc, miel, sirop d'érable…) ;
  - les aliments raffinés qui produisent des « acides » favorables au *Candida albicans* (riz blanc, pain blanc…) ;
  - les levures alimentaires contenues, par exemple, dans les pains à la levure et certaines pâtisseries.
- Limitez les produits laitiers, sauf ceux à base de lait de chèvre et de brebis.
- Évitez les boissons fermentées telles que la bière.
- Limitez la consommation de champignons.
- Limitez la consommation de chocolat.
- Réharmonisez la flore intestinale grâce à des probiotiques (voir page 35), mais aussi à l'acide caprilic, l'extrait de pamplemousse, l'huile de Haarlem, l'ail, les graines de citrouille ou la chlorophylle.
- Oxygénez-vous.
- Pratiquez une activité physique.
- Effectuez des exercices de respiration, comme, par exemple, dans le yoga avec le pranayama, ou avec le bol d'air Jacquier qui consiste à faire une hyperoxygénation grâce à certains éléments diffusés.

STRATÉGIE NATUROPATHIQUE RELEVANT DU BON SENS ET DE LA LOGIQUE

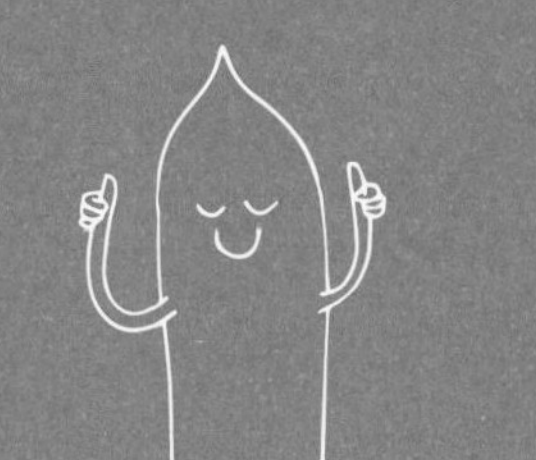

PLAISIR - RIRE - PASSION ET ÉTAT DE CONSCIENCE

Ces quatre notions sont fondamentales pour qui veut se bien porter et avoir une santé/vitalité authentique, c'est-à-dire non superficielle comme avec l'allopathie qui fait croire à la santé alors que ce n'est qu'illusion.

Prendre plaisir

Avant toute chose, il est important d'éprouver du plaisir dans tout ce que l'on fait. Avoir du plaisir à travailler, mais aussi à prendre un bon bain chaud le soir avant le coucher, à partager un bon repas avec des ami(e)s, tout comme à ne rien faire, se balader en forêt… ou à boire en excellente compagnie un bon verre de gewurstraminer vendange tardive ! Nos données biologiques ne sont pas les mêmes quand ce que nous avons ou allons accomplir l'a été ou sera effectué avec PLAISIR. En outre, le plaisir a un rôle antispasmodique, notamment sur nos organes digestifs, y compris les intestins.

Rire

Là encore, certaines expériences ont démontré les bienfaits inépuisables du rire sur notre santé/vitalité et sur nos échanges cellulaires. Ainsi on a pu constater que notre système immunitaire, entre autres, était plus efficace après une bonne partie de rire. N'amène-t-on pas des clowns à l'hôpital, notamment dans les services d'hématologie pour jeunes enfants ? On s'est en effet aperçu que, grâce au rire engendré par leurs pitreries, les jeunes malades se défendent mieux et avec plus d'énergie contre la maladie.

Rappelons-nous également l'histoire du journaliste Norman Cousin qui s'est autoguérit d'une spondylarthrite, déclarée incurable, en regardant des films de Laurel et Hardy et de Buster Keaton !

Il est donc important de rire chaque jour et d'éviter de s'entourer de personnes tristes et/ou pessimistes.

Regardez-vous dans un miroir le soir en rentrant du travail si vous n'avez pas ri de la journée et moquez-vous de vous. Voyez le ridicule d'une journée privée de rire, de joie et d'amour. Analysez votre état : vous constaterez que, pour la plupart du temps, il ne s'agit que de problème matériel. Éliminez cet état de sinistrose dans lequel on vous maintient… quotidiennement !

Il ne faut pas oublier non plus l'action du rire sur nos muscles abdominaux, qui favorise un meilleur fonctionnement musculaire et donc de l'activité intestinale.

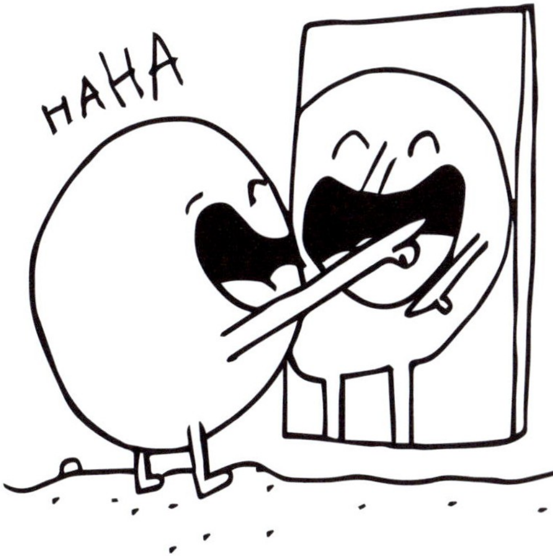

Être passionné

> « Celui qui se perd dans sa passion est moins perdu que celui qui perd sa passion. » Saint-Augustin

Certes, il faut maîtriser ses passions, mais il est également important d'entretenir votre passion pour votre travail, vos loisirs, vos proches, pour ceux que vous aimez. Si vous sentez que la passion diminue, demandez-vous pourquoi, remettez-vous en cause et renouez avec la passion. Vos intestins vous en seront reconnaissants et travailleront avec plus d'harmonie.

Cela peut vous paraître très simpliste, mais vous serez d'accord pour reconnaître que, dans notre vie profane, lorsque l'on a perdu la passion, on est perdu. Peut-on imaginer une vie sans passion ? Pensez-vous vivre professionnellement sans passion ou vivre avec votre conjoint ou conjointe sans passion ?

Après ces quelques notions de passion, de plaisir et de rire, on comprend que certaines techniques, même naturelles, ne conviennent pas à tout le monde. Il est donc impératif de les individualiser, après une anamnèse (questionnaire) très détaillée ainsi qu'un bilan de vitalité naturopathique permettant de déterminer la valeur de la force vitale disponible ainsi que le degré d'encrassement de nos tissus. C'est ainsi que certains ou certaines d'entre vous se trouveront beaucoup mieux en modifiant leur alimentation, en s'imposant une frugalité, en buvant des infusions ou bien en réalisant des exercices respiratoires spécifiques.

Quoi qu'il en soit, les techniques majeures pour avoir un bon fonctionnement intestinal, sont décrites dans les pages suivantes.

LE CONSEIL DU NATUROPATHE

Renouez avec votre passion en vous posant la question de savoir pourquoi vous l'avez perdue. Cela ne signifie pas pour autant qu'il ne faut pas contrôler sa passion !

MANGER BIEN ET AVEC PLAISIR

Avant toute chose, rappelez-vous que la mastication, qui doit être réalisée en pleine conscience, est une étape très importante.

Concernant les aliments fibreux, ils pourront être bénéfiques si vous avez tendance à être constipé(e), mais seront toutefois à éviter si vous êtes colitique (suivez les conseils donnés dans les chapitres précédents correspondants).

Boire ou ne pas boire pendant les repas ? Chacun s'accorde pour dire qu'il est souhaitable d'éviter d'ingérer de trop grosses quantités de liquide durant les repas.

Donc, en fonction de votre alimentation, vous aurez envie de boire ou non. Ainsi, si vous mangez des féculents ou des céréales au cours d'un repas, vous consommerez plus de liquide que si vous mangez des légumes ou fruits dont la composition en eau est très importante.

Les conditions pour prendre ses repas rejoignent les trois éléments plaisir, rire et passion. En effet, il faut manger avec plaisir ce que vous avez préparé avec amour.

« Relevez un mets d'une pincée d'amour et il saura plaire à tous les palais. »
Plaute.

Saupoudrez vos repas de cette parcelle indispensable pour bien digérer et éviter ainsi les désagréments des ballonnements et gaz, et aider à une excellente évacuation journalière. Ne mangez pas si vous ressentez de la colère ou si des soucis vous assaillent. Faites la paix avec vous-même et vos proches avant de vous mettre à table et évitez les discussions qui fâchent.

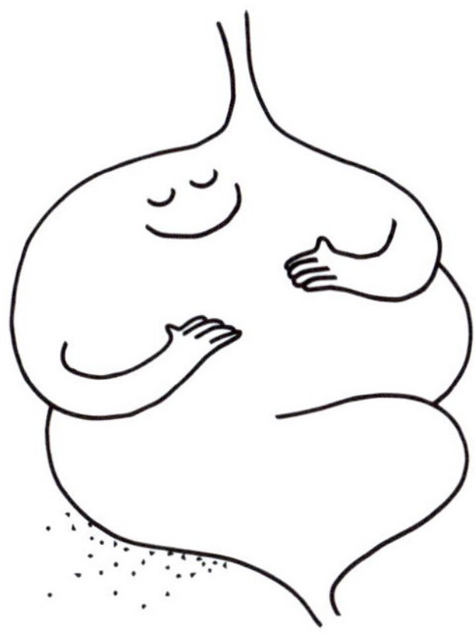

AVOIR UNE ACTIVITÉ PHYSIQUE

Tout comme le rire quotidien conseillé, l'exercice physique rationnel et intelligent doit être avant tout une récréation, un plaisir permettant de renouer des liens intimes avec votre corps.

L'activité physique telle que la marche à pieds, la course, le vélo, la culture physique, mais aussi le yoga, avec ses exercices respiratoires spécifiques et diaphragmatiques, permet un meilleur brassage de nos intestins et engendre ainsi une meilleure évacuation de nos matières fécales.

En effet, quand nous respirons naturellement, notre muscle diaphragmatique, qui sépare le thorax et l'abdomen, descend en comprimant les organes sous-diaphragmatiques. Ceci favorise ainsi une compression des intestins et facilite donc la défécation.

SE RELAXER GRÂCE À LA RESPIRATION VENTRALE

Elle est très conseillée pour les sujets stressés naturellement par une mauvaise gestion du stress de la vie journalière, mais aussi pour ceux dont le travail entretient un état de tension permanent se traduisant bien souvent par des problèmes digestifs avec ballonnements et gaz, quand ce ne sont pas des douleurs spasmodiques. Le soir, en rentrant du travail, lavez-vous les mains soigneusement et débarrassez-vous des vêtements serrés qui bloquent la respiration diaphragmatique. Puis allongez-vous sur le sol avec un petit coussin sous la nuque et un autre sur les genoux, puis pratiquez des respirations ventrales, expliquées ci-dessous.

La respiration ventrale : calmante et antistress

Le ventre se gonfle et se dégonfle au rythme des ventilations.

- Posez une main sur votre ventre.
- À l'inspiration, gonflez bien votre ventre comme un ballon.
- À l'expiration, expulsez l'air lentement et abaissez votre ventre.

À pratiquer allongé(e) ou debout, en situation de stress dans la journée, avant ou après manger pour mieux digérer, mais aussi le soir pour favoriser la venue du sommeil.

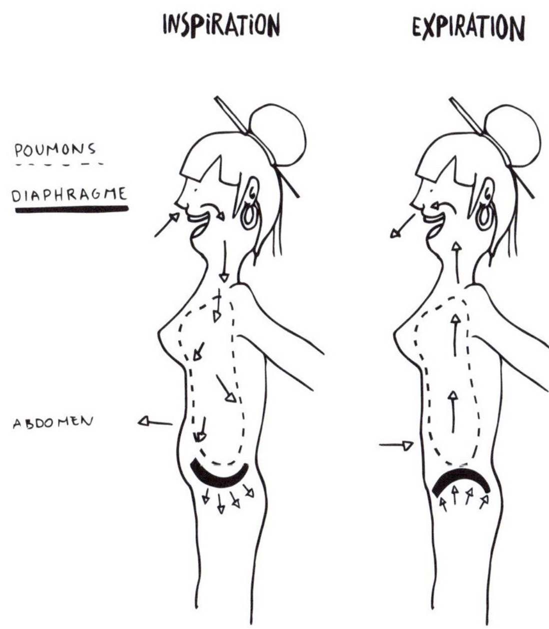

AVOIR UN BON SOMMEIL

Veillez à avoir un bon sommeil nocturne, naturel (sans médicaments). Il doit être récupérateur permettant l'autoguérison, la réparation tissulaire et l'activité de nos défenses (lymphocytes).

Il est bon de savoir qu'une nuit écourtée de quatre heures de sommeil, fait chuter le système immunitaire de 30 % !

Évitez de vous mettre dans des situations de stress physique et/ou psychique qui engendrent une sécrétion d'adrénaline et de cortisol. Il est bon de savoir que cette sécrétion est utile, notamment, à court terme, pour se réveiller le matin, mais aussi pour s'activer. À long terme, elle engendre la synthèse de radicaux libres favorisant le vieillissement prématuré, une oxydation et une chute de nos défenses immunitaires. Il est donc important de gérer convenablement nos stress et surtout de ne pas stresser pour des choses inutiles, futiles. Il faut rire chaque jour et adopter une nouvelle philosophie de vie : « Hier est du passé, demain est un mystère et aujourd'hui est un cadeau. » C'est le fameux *carpe diem*.

UTILISER L'EAU INTELLIGEMMENT

Nous possédons des organes fondamentaux qui sont des organes chauds. Ainsi en est-il du foie, l'organe le plus chaud de notre organisme. Quand la température extérieure baisse, notre foie ne l'apprécie pas et altère ses fonctions, notamment celle d'antitoxique. Ordinairement, nous l'avons vu, le foie filtre environ 2 400 litres de sang par 24 heures, fabriquant ainsi un déchet : la bile, qui a des fonctions fondamentales sur toute l'économie organique. Si cette filtration n'a pas lieu pour cause de froid extérieur, le sang prend une voie collatérale pour être filtré : la voie respiratoire. En prenant en charge cette épuration, celle-ci favorise l'implantation microbienne.

Pour réchauffer votre foie, vous pouvez poser dessus une bouillotte chaude, ou prendre un bain chaud complet ou un bain de pieds chauds le soir avant le coucher.

Vous pouvez également pratiquer la douche rectale. C'est une technique réflexe par excellence et très utile pour les paresseux intestinaux (voir page 59).

DE LA BONNE UTILITÉ DES COMPLÉMENTS ALIMENTAIRES

Il est important de bien se souvenir que ces compléments alimentaires ne constituent, comme leur nom l'indique, que des compléments à une alimentation qui devra être physiologique, du terroir et la plus crue possible.

Les aliments crus vous apporteront des vitamines, des oligoéléments, des minéraux et des enzymes qui font défaut quand vous ne consommez que des aliments cuits.

Cependant, comme nous le savons tous, nous ne vivons pas dans des circonstances favorables à notre épanouissement vital, mental et spirituel, ainsi quelques aides peuvent pallier certaines déficiences.

Répétons-le, ces compléments alimentaires ne peuvent être conseillés qu'à la suite d'un bilan de vitalité et une d'anamnèse complète et détaillée. Seul le praticien de santé naturopathe pourra vous conseiller de prendre un produit, en fonction de votre âge, votre profil morphologique et l'état de vos intestins. Sans omettre l'expérience du praticien qui est aussi très importante.

CONSEILS GÉNÉRAUX D'HYGIÈNE POUR VOIR LA VIE EN ROSE

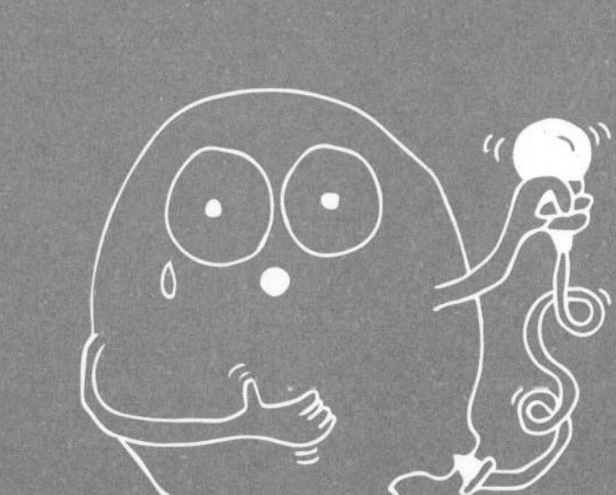

1. N'arrêtez jamais un traitement médical sans l'avis de votre médecin traitant.

2. Évitez tout extrémisme, intégrisme, fanatisme ou obscurantisme comme certains praticiens qui, par les restrictions ou interdictions qu'ils préconisent, génèrent des frustrations.

3. N'oubliez pas que la naturopathie holistique allie le corps, mais aussi l'esprit, les émotions, les pensées et les énergies. Il conviendra donc de gérer tout cela harmonieusement... Votre naturopathe vous y aidera ou vous conseillera des lectures ou des adresses.

4. Évitez le grignotage entre les repas.

5. Veillez à bien mastiquer vos aliments et préférez une cuisson douce à l'étouffée, à la vapeur, au four ou encore au bain-marie.

6. Cuisiner sainement ne veut pas dire cuisiner tristement. Veillez à l'ambiance dans laquelle vous préparez ou consommez un plat. Il est nécessaire de manger avec plaisir, dans le calme, la joie et la bonne humeur – ne mangez pas si vous êtes préoccupé, stressé, ou à contrecœur.

7. Amour, plaisir, joie, partage, déculpabilisation, acceptation et ressenti exprimé, tels sont les ingrédients indispensables à réunir pour réussir en conscience la recette du bonheur.

8. Sauf contre-indications, mangez des crudités au début des repas.

9. Consommez des fruits frais, de préférence en dehors des repas (à 10 h et 17 h, par exemple).

10. Évitez les aliments en conserve et préférez les aliments le plus frais possible afin de profiter des vitamines, minéraux et de l'énergie vitale et subtile qu'ils contiennent.

11. Préférez (sauf contre-indications) les aliments complets et issus de l'agriculture biologique quand cela est possible. Le surcoût de cette alimentation saine sera vite récupéré par une augmentation de votre capital vitalité/santé.

12. Choisissez de préférence (sauf contre-indications) du pain complet au levain et issu de l'agriculture biologique (à faire toaster légèrement).

13. Préférez les huiles de première pression à froid, vierges et bio.

14. Évitez de faire griller les aliments.

15. « Désalez, dégraissez et désucrez », comme le dit P.-V. Marchesseau, fondateur de la naturopathie française.

16. Limitez, voire supprimez, les aliments dévitalisants comme le café, le café au lait, le thé, l'alcool et les sodas.

17. Limitez, voire supprimez, les charcuteries, triperies, abats, plats en sauce, gibiers et crustacés.

18. Consommez davantage d'œufs coques, de poissons frais et moins de viandes rouges.

19. Choisissez de préférence les eaux minérales peu minéralisées à l'eau du robinet et évitez les excès de boisson au cours des repas.

20. Utilisez, en fonction du désir et des tolérances personnelles, des aromates frais et crus si possible.

21. Respirer ou fumer, il faut choisir !

22. Apprenez à alterner travail et repos.

23. N'essayez pas de lutter contre l'endormissement.

24. Favorisez la relaxation volontaire.

25. Favorisez si possible, en fonction de vos disponibilités, de vos possibilités articulaires et physiques et du climat, une activité physique en plein air. L'exercice physique doit être avant tout une récréation, un plaisir, un moyen et un moment privilégié nous permettant de renouer des liens intimes avec notre corps.

26. Pensez à l'achat d'une centrifugeuse et d'un diffuseur d'huiles essentielles. N'ingérez jamais d'huiles essentielles sans les conseils d'un aromatologue et faites très attention à ne pas les laisser à la portée des enfants.

27. Bannissez les ustensiles de cuisine en aluminium et le micro-ondes, ainsi que les fritures et barbecue.

28. Éteignez la télévision lorsque vous vous mettez à table.

29. Évitez les montres et les radios-réveils à quartz (surtout à la tête du lit).

30. Pensez à vous offrir ou à vous faire offrir un livre de cuisine non conformiste afin d'y découvrir d'autres aliments et d'autres recettes aussi savoureuses et saines.

31. Si vous souhaitez prendre en charge votre santé/vitalité, pensez à vous offrir des livres pour vous y aider (voir la bibliographie page 91).

32. Profitez de toutes les bonnes occasions pour rire spontanément et en ressentir le bien-être, au moins une fois par jour.

CONCLUSION

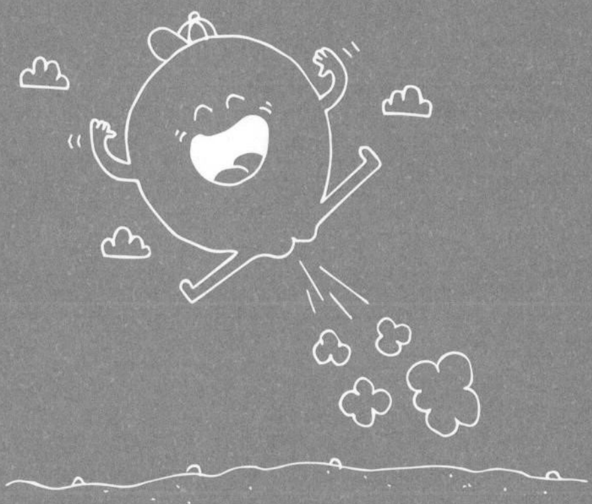

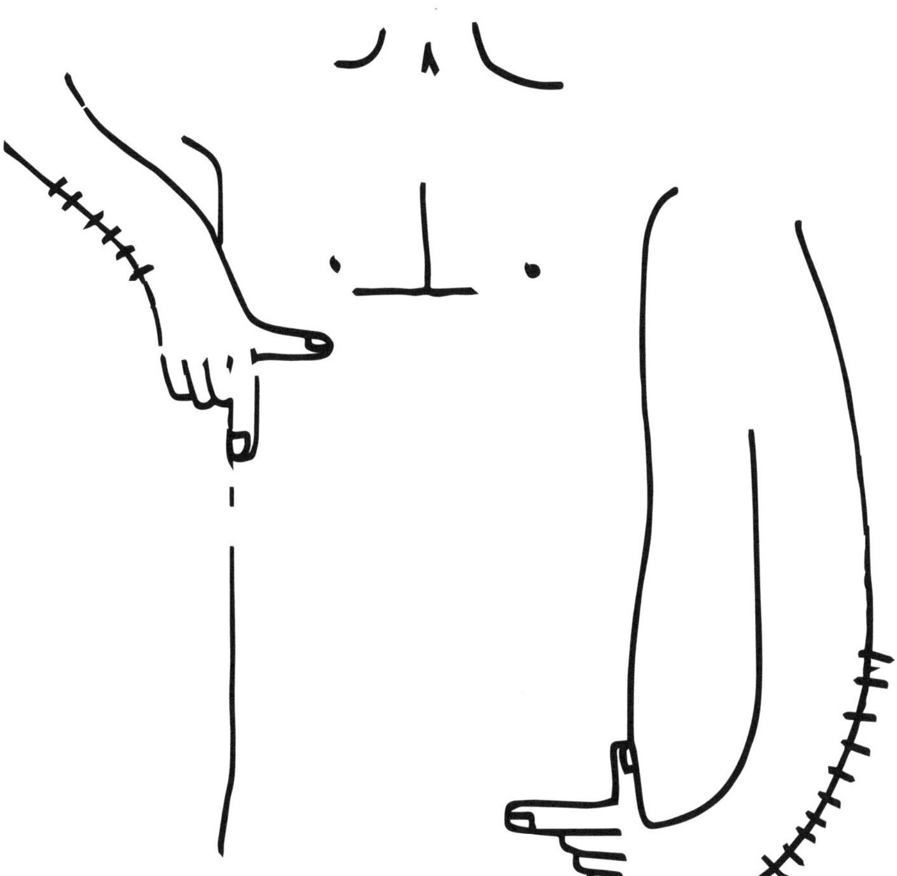

À l'aide de tous les conseils fondamentaux et simples présents dans ce livre, si vous le désirez réellement, vous pourrez régler vos problèmes intestinaux, que ce soit la constipation, la diarrhée, les ballonnements et la production intense de gaz. Pour cela, il faut que vous acceptiez de modifier votre hygiène de vie, tant d'un point de vue alimentaire que relationnel et psychologique.

N'oubliez pas non plus l'aspect convivial qu'apporte la naturopathie et que je vous propose dans cet ouvrage. En effet, trop souvent, à mon avis, la réforme de vie proposée par des professionnels est drastique par trop d'interdits alimentaires, qui bien souvent ne se justifient pas et engendrent une frustration plus destructrice que le mal originel.

Bien des conseils proposés dans cet ouvrage ne sont que des règles élémentaires d'hygiène de vie que nos anciens connaissaient et appliquaient quotidiennement. Ainsi en est-il de la frugalité appliquée le soir avec une soupe et un morceau de fromage. Il en va de même de la bouillotte chaude sur le ventre en cas de désordres intestinaux, du bain de pieds chaud avec du gros sel avant de se mettre au lit ou encore de la douche rectale. Les «anciens» médecins ne conseillaient-ils pas du charbon végétal ou encore de l'ultra-levure ou de consommer des yaourts après une prise d'antibiotiques nécessaire et indispensable ?

Le bon sens et la logique doivent être vos règles de base pour permettre à votre système intestinal d'accomplir ce pourquoi il a été conçu ; à savoir récolter les aliments ingérés, les digérer, puis absorber les nutriments et rejeter les déchets de vos aliments et de vos métabolismes cellulaires.

Comme dans beaucoup de domaines, il est essentiel d'établir un équilibre permanent entre ce nous apportons à notre organisme pour vivre et lui permettre de fonctionner correctement et les déchets que nous rejetons *via* les intestins.

Respectons donc cet équilibre par un apport alimentaire correct et veillons à aller faire notre «caca» quotidiennement sans effort, en quantité suffisante et avec une belle consistance.

Et c'est ainsi que sera fabriquée ou entretenue votre santé/vitalité dans la joie et le plaisir pour le plus grand bonheur de vos cellules, de votre cerveau et de votre système immunitaire. Bouddha n'a-t-il pas dit qu'«un homme sain est un homme dont les intestins fonctionnent bien» ? !

C'est ce que je vous souhaite le plus sincèrement… et naturopathiquement.

ANNEXES

BIBLIOGRAPHIE

Dr Louis Berthelot et Dr Jacqueline Warnet,
Les Secrets de l'intestin, filtre de notre corps, Albin Michel, 2011.

Christian Brun,
Alimentation et santé psychique, Guy Trédaniel éditeur, 2013.

Christian Brun,
Les Analyses biologiques sanguines, urinaires et coproculture en naturopathie, Éditions Amyris, 2013.

Christian Brun,
Le Grand Livre de la naturopathie, Eyrolles, 2015.

Christian Brun,
Le Grand Livre du bien-être au naturel, Eyrolles, 2012.

Christian Brun,
Nettoyer et drainer son foie naturellement, Guy Trédaniel éditeur, 2012.

Giulia Enders,
Le Charme discret de l'intestin, Actes Sud, 2015.

Marc Josifoff,
La Santé retrouvée, Éditions Grancher, 2011.

Daniel Kieffer,
Régénération intestinale, Éditions Jouvence, 2005.

Valérie Legros,
Sans Candida albicans. Accompagner une candidose, Éditions Amyris, 2010.

Dr Vincent Renaud,
Fatigue, surpoids, maux de ventre, migraine, mycose…, Alpen éditions, 2013

France-Hélène Rouvière,
Sans lait, sans pain ou l'hygiène intestinale, Éditions Amyris, 2009.

INDEX

A

B

C

D

E

F

CRÉDITS PHOTOGRAPHIQUES

Toutes les illustrations de cet ouvrage sont de Lénaïc Bourdelaud.

Direction éditoriale : Élisabeth Pegeon
Conception et suivi éditorial : Dominique Pérot-Poussielgue
Corrections : Sophie Boucher-Delesalle
Relecture : Mélanie Le Neillon
Conception graphique : Mathieu Tougne
Adaptation maquette et mise en pages : Véronique Sommeilly
Direction de fabrication : Thierry Dubus
Suivi de fabrication : Marie Guibert-Tribout

Achevé d'imprimer, en Espagne, en janvier 2016 par Graphycems.